全民科学素质行动
计划纲要书系

社区科普书系

人生必须知道的健康知识

科普系列丛书

医学影像

医生的第三只眼睛

YISHENG DE DI SANZHI YANJING

郑静晨　总主编

穆学涛　王贵生　蒲朝煜　主编

U0188837

中国科学技术出版社

·北　京·

图书在版编目（CIP）数据

医学影像：医生的第三只眼睛/穆学涛，王贵生，蒲朝煜主编. —北京：中国科学技术出版社，2015.8

（人生必须知道的健康知识科普系列丛书/郑静晨总主编）

ISBN 978-7-5046-6817-2

I.①医… II.①穆… ②王… ③蒲… III.①影像诊断—基本知识 IV.①R445

中国版本图书馆CIP数据核字（2015）第190722号

策划编辑	徐扬科　谭建新
责任编辑	符晓静
责任校对	杨京华
责任印制	李春利
封面设计	周新河
版式设计	潘通印艺文化传媒·ARTSUN

出　　版	中国科学技术出版社
发　　行	科学普及出版社发行部
地　　址	北京市海淀区中关村南大街16号
邮　　编	100081
发行电话	010-62103130
传　　真	010-62179148
投稿电话	010-62176522
网　　址	http://www.cspbooks.com.cn

开　　本	720mm×1000mm　1/16
字　　数	192千字
印　　张	12
印　　数	1—10000册
版　　次	2015年8月第1版
印　　次	2015年8月第1次印刷
印　　刷	北京东方明珠印刷有限公司

书　　号	ISBN 978-7-5046-6817-2 / R · 1844
定　　价	34.00元

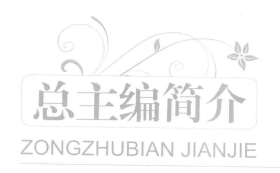

总主编简介

ZONGZHUBIAN JIANJIE

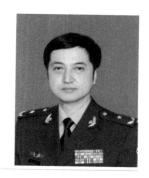

　　郑静晨，中国工程院院士、国务院应急管理专家组专家、中国国际救援队副总队长兼首席医疗官、中国武警总部后勤部副部长兼武警总医院院长，中国武警总医院现代化医院管理研究所所长。现兼任中国医学救援协会常务副会长、中国医院协会副会长、中国灾害防御协会救援医学会副会长、中华医学会科学普及分会主任委员、中国医院协会医院医疗保险专业委员会主任委员、中国急救复苏与灾害医学杂志常务副主编等，先后被授予"中国优秀医院院长"、"中国最具领导力院长"和"杰出救援医学专家"荣誉称号，2006年被国务院、中央军委授予一等功。

　　"谦谦为人，温润如玉；激情似火，和善如风"和敬业攀登、意志如钢是郑静晨院士的一贯品格。在他带领的团队中，秉承了"特别能吃苦、特别能学习、特别能合作、特别能战斗、特别能攻关、特别能奉献"的六种精神，瞄准新问题、开展新思维、形成新思路、实现新突破、攻克前进道路上的一个又一个堡垒，先后在现代化医院管理、灾害救援医学、军队卫勤保障、医学科学普及、社会公益救助等领域做出了可喜成就。

　　在现代化医院管理方面，凭借创新思维实施了"做大做强、以优带强"与"整体推进、重点突破"的学科发展战略，秉承"不图顶尖人才归己有，但揽一流专家为我用"的广义人才观，造就了武警总医院在较短时间内形成肝移植外科、眼眶肿瘤、神经外科、骨科等一批知名学科，推动医疗技术发展的局面。凭借更新理念，实施"感动服务"、"极致化服务"和"快捷服务补救"的新举措，通过开展"说好接诊一句话，温暖病人一颗心"和"学习白求恩，争当合格医务人员"等培训，让职业化、标准化、礼仪化走进医院、走进病区，深化了卫生部提出的开展"三好一满意"活动的实践。凭借"他山之石可以攻玉"的思路，在全军医院较先推行了"标杆管理"、"精细化管理"、"落地绩效管理"、"质量内涵式管理"、"临床路径管理"和"研究型医院管理"等，有力地促进了医院的可持续发展。

在灾害救援医学领域，以重大灾害医学救援需求为牵引，主持建立了灾害救援医学这门新的学科，并引入系统优化理论，提出了"三位一体"救治体系及制定预案、人员配备、随行装备、技能培训等标准化方案，成为组建国家和省（市）救援体系的指导性文件。2001年参与组建了第一支中国国际救援队，并带领团队先后十余次参加国内外重大灾害医疗救援，圆满完成了任务，为祖国争得了荣誉，先后多次受到党和国家领导人的接见。

在推广医学科普上，着眼于让医学走进公众，提高公众的科学素养，帮助公众用科学的态度看待医学、理解医学、支持医学，有效贯通医患之间的隔阂。提出了作为一名专家、医生和医务工作者，要承担医学知识传播链中"第一发球员"的神圣职责，促使医、患"握手"，让医患关系走向和谐的明天。科普是一项重要的社会公益事业，受益者是全体公民和整个国家。面对科普队伍严重老龄化，科普创作观念陈旧，运行机制急功近利等现象，身为中华医学会科学普及分会主任委员，他首次提出了"公众健康学"、"公众疾病学"和"公众急救学"等概念，并吸纳新鲜血液，培养年轻科普专家，广泛开展学术活动，利用电视和报纸两大载体，加强对灾害救援、现场急救、科技推广、营养指导、健康咨询等进行科普宣传，极大地提高了我国公众的医学科学素养。

在社会公益救助方面，积极响应党中央、国务院、中央军委的号召，发扬人民军队的优良传统，为解决群众"看病难、看病贵"及构建和谐社会，自2005年武警总医院与中国红十字会在国内率先开展了"扶贫救心"活动，先后救助贫困家庭心脏病患儿两千余人。武警总医院由此获得了"中国十大公益之星"殊荣，郑静晨院士获得全国医学人文管理奖。2001年，武警总医院与中华慈善总会联手启动了"为了我们的孩子——救治千名少数民族贫困家庭先心病患儿"行动，先后赴新疆、西藏少数民族地区开展先心病儿童筛查，将有手术适应证的患儿转运北京治疗，以实际行动践行了党的惠民政策，密切了民族感情，受到中央多家主流媒体的跟踪报道。

"书山有路勤为径，学海无涯苦作舟。"郑静晨院士勤奋好学、刻苦钻研，不仅在事业上取得了辉煌成就，在理论研究、学术科研领域也成绩斐然。先后主编《灾害救援医学》《现代化医院管理》《内科循证诊治学》等大型专著5部，发表学术论文近百篇，先后以第一完成人获得国家和省部级科研成果二等奖以上奖7项，其中《重大自然灾害医疗救援体系的创建及关键技术、装备研发与应用》获得国家科技进步二等奖，《国际灾害医学救援系列研究》获得华夏高科技产业创新一等奖，《国内国外重大灾害事件中的卫勤保障研究》获得武警部队科技进步一等奖等。目前，还承担着多项国家、全军和武警科研课题，其中"各种自然灾害条件下医疗救援队的人员、装备标准化研究"为国务院指令性课题。

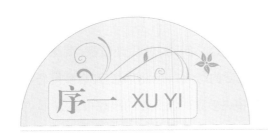

健康是人类的基本需要，人人都希望身心健康。世界卫生组织公布的数据表明，人的健康和寿命状况40%取决于客观环境因素，60%取决于人体自身因素。长期以来，人们把有无疾病作为健康的标准。这个单一的健康观念仅关注疾病的治疗，而忽视了疾病的预防，是一种片面的健康观。

在我国，人口老龄化及较低的健康素养教育水平，构成了居民疾病转型的内在因素，慢性非传染性疾病已经成为危害人民健康的主要公共卫生问题，其发病率一直呈现明显上升趋势。据统计，在我国每年约1000万例各种因素导致的死亡中，以心血管疾病、糖尿病、慢性阻塞性肺病和癌症为主的慢性病所占比例已超过80%，已成为中国民众健康的"头号杀手"。慢性病不仅严重影响社会劳动力的发展，而且已经成为导致"看病贵"、"看病难"的主要原因，由慢性病引起的经济负担对我国社会经济的和谐发展形成越来越沉重的压力，考验着我国的医疗卫生体制改革。

从某种层面理解，作为一门生命科学，医学是一门让人遗憾的学科，大多数疾病按现有的医学水平是无法治愈的。作为医生该如何减少这样的困境和尴尬？怎样才能让广大普通老百姓摆脱疾病、阻断或延缓亚健康而真正享受健康的生活？众所周知，国家的繁荣昌盛，离不开高素质的国民，离不开科学精神的浸染；同样，医学科学的进步和疾病预防意识的提升，需要从提高民众的医学科普素质入手。当前，我国民众疾病预防意识平均高度在世界同等国家范围内处于一个较低水平，据卫生部2010年调查结果显示，我国居民健康素养水平仅为6.48%，其中居民慢性病预防素养最低，在20个集团国中排名居后。因此，我们作为卫生管理者、医务工作者，应该努力提高广大民众的医学科学素养，让老百姓懂得疾病的规律，熟悉自我管理疾病的知识，掌握改变生活方式的技巧，促进和提高自我管理疾病的能力，逐步增强疾病预防的意识，这或许是解决我国医疗卫生体系现在所面临困境的一种很好的方式。中华医学会科学普及分会主任委员郑静晨院士领衔主编的《人生必须知道的健康知识科普系列丛书》，正是本着这样的原则，集诸多临床专家之经验，耗时数载，几易其稿，最终编写而成的。

这套医学科普图书具有可读性、趣味性和实用性，有其鲜明的特点：一是文字通俗易懂、言简意赅，采取图文并茂、有问有答的形式，避免了生涩的专业术语和难解的"医言医语"；二是科学分类、脉络清晰，归纳了专家经验集锦、锦囊妙计和肺腑之言，回答了医学"是什么？""为什么？""干什么？"等问题；三是采取便于读者查阅的方式，使其能够及时学习和了解有关医学基本知识，做到开卷有益。

我相信，在不远的将来，随着社会经济的进步，全国人民将逐步达到一个"人人掌握医学科普知识，人人享受健康生活"的幸福的新阶段！

中国医院协会会长　黄洁夫

二〇一二年七月十六日

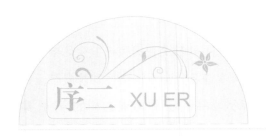
科普——点燃社会文明的火种

科学，是人类文明的助推器；科学家，是科学传播链中的"第一发球员"。在当今社会的各个领域内，有无数位卓越科学家和科普工作者，以他们的辛勤劳动和聪明智慧，点燃了社会文明的火种，有力地促进了社会的发展。在这里，就有一位奉献于医学科普事业的"第一发球员"——中华医学会科学普及分会主任委员郑静晨院士。

2002年6月29日，《中华人民共和国科学技术普及法》正式颁布，明确了科普立法的宗旨、内容、方针、原则和性质，这是我国科普工作的一个重要里程碑，标志着科普工作进入了一个新阶段。2006年2月6日，国务院印发了《全民科学素质行动计划纲要（2006—2010—2020年）》（以下简称《科学素质纲要》）。6年来，《科学素质纲要》领导小组各成员单位、各级政府始终坚持以科学发展观为统领，主动把科普工作纳入全民科学素质工作框架之内，大联合、大协作，认真谋划、积极推进，全民科学素质建设取得了扎扎实实的成效。尽管如此，我国公民科学素质总体水平仍然较低。2011年，中国科协公布的第八次中国公民科学素养调查结果显示，我国具备基本科学素养的公民比例为3.27%，相当于日本、加拿大和欧盟等主要发达国家和地区在20世纪80年代末、90年代初的水平。国家的繁荣昌盛，离不开高素质的国民，离不开科学精神的浸染。所以，科普从来不是纯粹的科学问题，而是事关社会发展的全局性问题。

英国一项研究称，世界都在进入"快生活"，全球城市人走路速度比10年前平均加快了10%，而其中位居前列的几个国家都是发展迅速的亚洲国家。半个多世纪以前，世界对中国人的定义还是"漠视时间的民族"。而如今，在外国媒体眼中，"中国人现在成了世界上最急躁、最没有耐性的地球人"。

人的生命只有一次，健康的生命离不开科学健康意识的支撑。在西方发达国家，每年做一次体检的人达到了80%，而在我国，即使是在大城市，这一比例也只有30%~50%。我国著名的心血管专家洪昭光教授曾指出：目前的医生可分为三种。一种是就病论病，见病开药，头痛医头，脚痛医脚，只治病，不治人。第二种医生不但治病，而且治人，在诊病时，能关注患者心理问题，分析病因，解释病情，同时控制有关危险因素，使病情全面好转，减少复发。第三种医生不但治病和治人，而且能通过健康教育使人群健康水平提高，使健康人不变成亚健康人，亚健康人不变成患者，早期患者不变成晚期患者，使整个人群发病率、死亡率下降。

由郑静晨院士担任总主编的《人生必须知道的健康知识科普系列丛书》的正式出版，必将为医学科普园里增添一朵灿然盛开的夏荷，用芬芳的笑靥化解人间的疾苦折磨，用亭亭的气质点缀人们美好生活。但愿你、我、他一道了解医学科普现状，走近科普人群，展望科普未来，共同锻造我们的医药卫生科技"软实力"。

是为序。

中国科协书记处书记　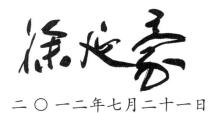

二〇一二年七月二十一日

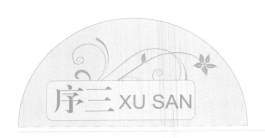

"普及健康教育，实施国民健康行动计划"。这是国家《"十二五"规划纲要》中对加强公共卫生服务体系建设提出的具体要求，深刻揭示了开展健康教育，普及健康知识，提高全民健康水平的极端重要性，是建设有中国特色社会主义伟大事业的目标之一，是改善民生、全面构建和谐社会的重要条件和保障，也是广大医务工作者的职责所系、使命所在。

人生历程，生死轮回，在飞逝而过的时光岁月里，在玄妙繁杂的尘世中，面对七情六欲、功名利禄、得失祸福以及贫富贵贱，如何安度人生，怎样滋养健康并获得长寿？是人类一直都在苦苦追问和探寻的命题。为了解开这一旷世命题，千百年来，无数名医大师乃至奇人异士都对健康作了仁者见仁、智者见智的注解。

为此，我们有必要先弄明白什么是健康？其实，在《辞海》《简明大不列颠百科全书》以及《世界卫生组织宪章》等词典文献中，对"健康"一词都作过明确的解释和定义，在这里没有必要再赘述。而就中文语义而言，"健康"原本是一个合成的双音节词，这两个字有不同的起源，含义也有较大的差别。具体地讲，"健"主要指形体健硕、强壮，因此，有健身强体的日常用语。《易经》中"天行健，君子以自强不息"说的就是这个意思；而"康"主要指心态坦荡、宁静，像大地一样宽厚、安稳，因此，有康宁、康泰、安康的惯常说法。孔圣人所讲的"仁者寿、寿者康"阐述的就是这个道理。据此，我的理解是"健"与"康"体现了中国文化的二元共契与两极互动，活脱就像一幅阴阳互补、和谐自洽的太极图：健是张扬，是亢奋，是阳刚威猛，强调有为进取；康是温宁，是收敛，是从容绵柔，强调无为而治。正如《黄帝内经》的《灵枢·本神》篇里所讲的"智者之养生也，必顺四时而适寒暑，和喜怒而安居处，节阴阳而调刚柔，如是，则避邪不至，长生久视"那样，才能使自己始终处于一个刚柔相济、阴阳互补的平衡状态，从而达到养生、健康、长寿的目的。而至于那种认为"不得病就意味着健康"的认识，是很不全面的。因为事实上，人生在世，吃五谷杂粮，没有不得病的。即使没有明显的疾病，每个人对健康与否的感觉也具有很大的主观性和差异性。换句话说，觉得身体健康，不等于身体没病。《健康手册》的作者约翰·特拉维斯就曾经说过："健康的人并不必须是强壮的、勇敢的、成功的、年轻的，甚至也不是不得病的。"所以，我认为，健康是相对的、动态的，是身体、心灵与精神健全的完美结合和综合体现，是生命存在的最佳状态。

如果说长寿是人们对于明天的希冀，那么健康就是人们今天需要把握的精彩。从古到今，人们打破了时间和疆界的藩篱，前赴后继，孜孜以求，在奔向健康的路上，王侯将相与布衣白丁，医生、护士与患者无不如此。从"万寿无疆"到"永远健康"，这里除了承载着一般人最原始最质朴的祈求和祝愿外，也包含了广大民众对养生长寿之道的渴求。特别是随着社会的进步、经济的发展、人们生活水平和文明程度的提高，健康已成为当下大家最为关注的热点、难点和焦点问题，一场全民健康热、养生热迅速掀起。许多人想方设法寻访和学习养生之道，有的甚至道听途说，误入歧途。对此，我认为当务之急就是要帮助大家确立科学全面的养生观。其实，古代学者早就提出了"养生贵在养性，而养性贵在养德"的理论。孔子在《中庸》中提出"修生以道，修道以仁"，"大德必得其寿"，讲的就是有高尚道德修养的人，才能获得高寿。而唐代著名禅师石头希迁（又被称为"石头和尚"）无际大师，91岁时无疾而终。他曾为世人开列的"十味养生奇方"中的精要就在于养德。他称养德"不劳主顾，不费药金，不劳煎煮"，却可祛病健身，延年益寿。德高者对人、对事胸襟开阔，无私坦荡，光明磊落，故而无忧无愁，无患无求。身心处于淡泊宁静的良好状态之中，必然有利于健康长寿。而现代医学也认为，积德行善，乐于助人的人，有益于提高自身免疫力和心理调节力，有利于祛病健身。由此，一个人要想达到健康长寿的目的，必须进行科学全面的养生保健，并且要清醒地认识到：道德和涵养是养生保健的根本，良好的精神状态是养生保健的关键，思想观念对养生保健起主导作用，科学的饮食及节欲是养生保健的保证，正确的运动锻炼是养生保健的源泉。

"上工不治已病治未病"，意思是说最好的医生应该预防疾病的发生，做到防患于未然。这是《黄帝内经》中最先提出来的防病养生之说，是迄今为止我国医疗卫生界所遵守的"预防为主"战略的最早雏形。其中也包含了宣传推广医学科普知识，倡导科学养生这一中国传统健康文化的核心理念。然而，实事求是地讲，近些年来，在"全民养生"的大潮中，相对滞后的医学科普宣传，却没能很好地满足这一需求。以至于出现了一个世人见怪不怪的现象：内行不说，外行乱说；不学医的人写医，不懂医的人论医。一方面，老百姓十分渴望了解医学防病、养生保健知识；另一方面，擅长讲医学常识、愿意写科普文章的专家又太少。加之，中国传统医学又一直信奉"大医隐于民，良药藏于乡"的陈规，坚守"好酒不怕巷子深"的陋识，由此，就为那些所谓的"神医大师"们粉墨登场提供了舞台和机会。可以这么说，凡是"神医大师"蜂拥而起、兴风作浪的时候，一定是医疗资源分配不均、医学知识普及不够、医疗专家作为不多的时候。从2000年到2010年，尽管"邪门歪道"层出不穷，但他们骗人的手法却如出一辙：出书立传、上节目开讲坛，乃至卖假药卖伪劣保健品，并冠以"国家领导人保健医生"、"中医世家"、"中医教授"等虚构的身份、虚构的学历掩人耳目，自欺欺人。这些乱象的出现，我认为，既有医疗体制上的多种原因，也有传统文化上的深刻根源，既是国人健康素养缺失的表现，更是广大医务工作者没有主动作为的失职。因此，我愿与同行们在痛定思痛之后，勇敢地站出来，承担起维护医学健康的社会责任。

无论是治病还是养生，最怕的是走弯路、走错路，要知道，无知比疾病本身更可怕。世界卫生组织前总干事中岛宏博士就曾指出："许多人不是死于疾病，而是死于无知。"综观当今医学健康的图书市场，养生保健类书籍持续热销，甚至脱销。据统计，在2009年畅销书的排行榜上，前20名中一半以上与养生保健有关。到目前为止，全国已有400多家出版社出版了健康类图书达数千种之多。而这其中，良莠不齐，鱼目混珠。鉴于此，出于医务工作者的良知和责任，我们以寝食难安的心情、扬清激浊的勇气和正本清源的担当，审慎地邀请了既有丰富临床经验又热衷于科普写作的医疗专家和学者，共同编写了这套实用科普书籍，跳出许多同类书籍中重知识宣导、轻智慧启迪，重学术堆砌、轻常识普及，重谈医论病、轻思想烛照的束缚，从有助于人们建立健康、疾病、医学、生命认识的大视野、大关怀、大彻悟的目的出发，以常见病、多发病、意外伤害、诊疗手段、医学趣谈等角度入手，系统地介绍了一系列丰富而权威的知病治病、自救互救、保健养生、康复理疗的知识和方法，力求使广大读者一看就懂、一学就会，从而相信医学，共享健康。

最后，我想坦诚地说，单有健康的知识，并不能确保你一生的健康。你的健康说到底，还是应该由自己负责，没有任何人能替代。你获得的知识、学到的技巧、养成的习惯、作出的选择以及日复一日习以为常的生活方式，都会影响并塑造你的健康和未来。因此，我们必须从现在开始，并持之以恒地付诸实践、付诸行动。

　　以上就是我们编写此书的初衷和目的。但愿能帮助大家过上一种健康、幸福、和谐、美满的生活，使我们的生命更长久！

武警总医院院长　　郑静晨

二〇一二年七月于北京

前言 QIANYAN

　　随着科技的发展，影像检查对于诊断疾病越来越重要，不仅有传统的透视、X线片、胃肠造影，还有越来越先进的CT、磁共振、PET等。但是，对于普通老百姓来说，什么是CT？什么是磁共振？各有什么优点及缺点？可能没有几个能说清楚，市面上的影像书籍又太专业，不适合老百姓阅读。

　　本书系统地介绍了透视、平片、CT、磁共振、超声、PET等各种检查的基本原理，适用于哪些疾病，各自的优缺点等。图文并茂，通俗易懂，适合普通百姓阅读。

穆学涛

二〇一二年八月

C 目录
CONTENTS

X线成像，
百年老树又着新枝

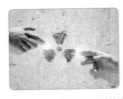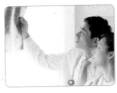

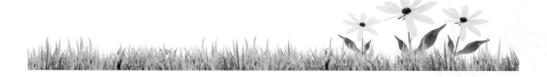

CT 现代医学的 "齐天大圣"

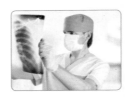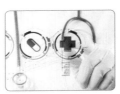

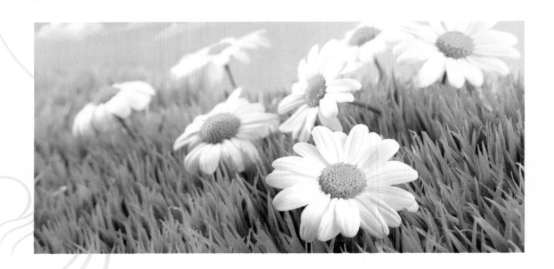

磁共振成像，
影像医学的奇葩

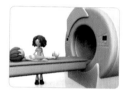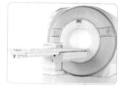

超声医学，
于无声处"看"惊雷

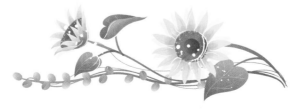

核医学，易被误解
和轻视的医学影像学

不同症状的
影像学检查优选

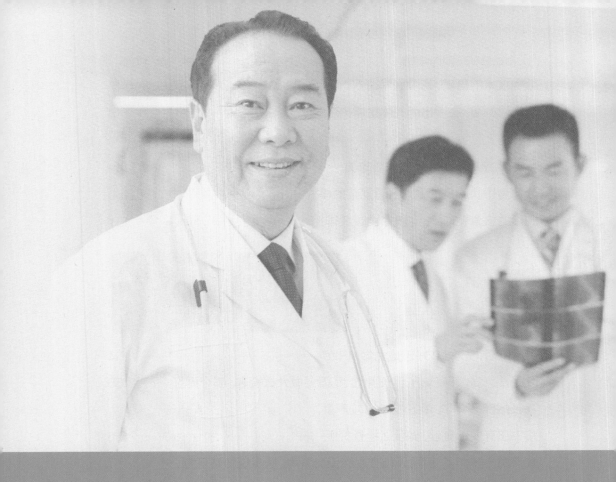

X XIAN CHENGXIANG
BAINIAN LAOSHU YOUZHUO XINZHI

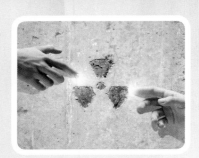 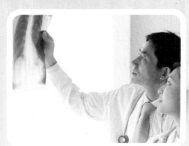 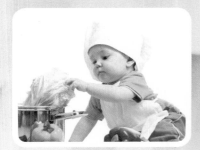

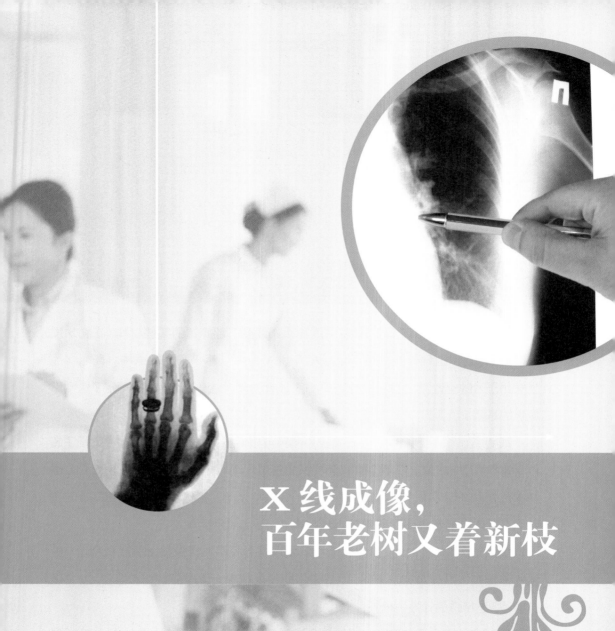

X 线成像，
百年老树又着新枝

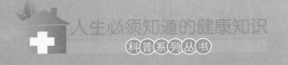
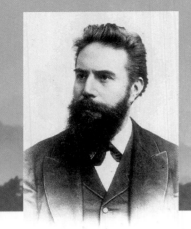

伦琴1895年发现了X线，它能穿透普通光线所不能穿透的某些材料。在初次发现时，伦琴就用这种射线拍摄了他夫人的手的照片，显示出手骨的结构。不久，X线就被用于人体检查，进行疾病诊断，形成了放射诊断学这一新学科，并奠定了医学影像学的基础。

20世纪50年代到60年代，开始应用超声与核素显像进行人体检查，并出现了超声成像和γ闪烁成像。70年代和80年代又相继出现了X线计算机体层成像（CT）、磁共振成像（MRI）和发射体层成像（ECT），包括单光子发射体层成像（SPECT）与正电子发射体层成像（PET）等新的成像技术。

仅仅一百多年的时间，影像诊断学就发展成包括多种成像技术的现代科学。虽然各种检查的原理与方法不同，但都是借助仪器观察人体内部结构和器官，以发现疾病，都是特殊的诊断方法。

近30年来，由于科技的发展，使影像诊断设备不断改进，检查技术也不断创新。医学影像学已从单纯的形态诊断发展为形态、功能和代谢成像的综合诊断，而且还有更大的发展空间。

现在不仅CT与磁共振是数字成像，传统的X光片子也改进为数字成像。数字成像就相当于我们现在使用的数码照相机，图像是数字化的，图像质量与所含的影像信息量可与普通X线成像媲美；照完后马上就可以观看照片效果；可以方便地调节亮度、对比度，故能取得最佳的视觉效果；患者接受的X线量较少；可以在电脑上存储、观看，还可进行体层成像和减影处理。

20世纪70年代兴起的介入放射学是在影像监视下对某些疾病进行治疗的新技术，不用手术就可以治疗很多种疾病，比如动脉硬化、狭窄，现在可以在影像设备监视下放一个支架就可以了。介入放射学已成为同内科和外科并列的三大治疗体系之一。介入放射学发展也很快。影像监视系统除用X线，如数字减影血管造影（DSA），超声、CT与MRI也应用于临床。介入治疗的应用范围已扩大到人体各个器官、结构的多种疾病，疗效不断提高。在设备、器材与技术上都有很大改善。在临床应用与理论研究上也都有很大进步。

从影像诊断学与介入放射学的应用与发展，可以看出医学影像学的范围不断扩大，诊治水平明显提高，已成为运用高科技手段最多，在临床医学中发展最快、作用重大的学科之一。

现在，影像融合正在成为一种趋势，多种设备合二为一。比如PET/CT就是标志事件，它可以同时兼顾形态和功能成像，优势互补，产生1+1大于2的增效价值。所以，大影像时代已经来临，医学影像学必将在人类诊断、治疗疾病的过程中发挥越来越大的作用。

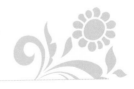 # X线成像基础篇

伦琴，影像医学第一人

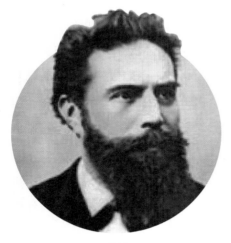

伦琴（1845-1923），德国实验物理学家，1895年伦琴发现从阴极射线管发出的射线能够穿过不透明的物体，导致荧光物质发光，并命名为X射线，1895年12月28日，伦琴以《一种新的射线——初步报告》这个题目，向维尔茨堡物理学医学协会作了报告，宣布他发现了X射线，在1901年诺贝尔奖的颁奖仪式上，伦琴成为世界上第一个荣获诺贝尔奖物理奖的人。人们为了纪念伦琴，将X射线命名为伦琴射线。20世纪初，人们将X射线在医学中广泛应用，成为人类战胜许多疾病的有力武器，而且为今后物理学的重大变革提供了重要的证据。

伦琴

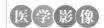
世界上第一张X线片，伦琴夫人的"上帝之手"

1895年，德国物理学家伦琴发现X射线后，他激动得难以自我控制，一连几天关在沃兹堡大学的一间实验室里进行试验。伦琴的废寝忘食惹怒了他的夫人。几天后，他把夫人带到自己的实验室，向她讲述了自己的新发现，并把一张黑纸包好的照相底片放在她的手掌底下，然后暴露在克鲁克斯管照射下，成功地拍摄了他妻子戴有戒指的手掌照片，这便是世界上应用X射线拍摄的第一张人体器官照片。

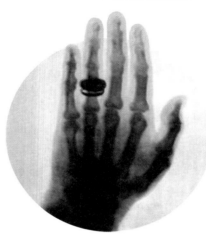

上帝之手

X线成像，百年老树又着新枝

X线开启了现代医学的大门

伦琴发现X射线后，仅仅几个月时间内，它就被应用于医学影像，来观察人体内的结构。由于X射线穿过人体时，受到不同程度的吸收，那么通过人体后的X射线量就不一样，这样便携带了人体各部密度分布的信息，在荧光屏或摄影胶片上引起的荧光作用或感光作用的强弱就有较大差别，因而在荧光屏或摄影胶片上将显示出不同密度的阴影。根据阴影浓淡的对比，结合临床表现、化验结果和病理诊断，即可判断人体某一部分是否正常。于是，X线诊断技术便成了世界上最早应用的非创伤性的内脏检查技术。现在借助计算机，人们还可以把不同角度的X线影像合成三维图像，在医学上常用的计算机断层扫描（CT扫描）就是基于这一原理。

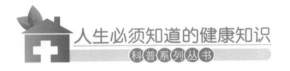

胃肠道里隐藏着何方妖怪

胃肠道是人体重要消化器官，主要由食道、胃、小肠和大肠组成，其管壁富含不同方向走形的肌纤维，通过收缩、蠕动，对食物进行运输、消化和吸收。

胃肠造影检查是X线检查的一种，俗称"钡餐造影"。钡剂密度高，透视下显影为黑色，能清晰地显示胃肠道轮廓及黏膜涂布的情况。患者空腹喝下钡剂的同时，对胃肠道走形区进行透视、点片检查，通过观察钡剂走形、涂抹钡剂后的胃肠轮廓、黏膜显影来诊断胃肠道疾病，判断胃肠道是否存在功能性、器质性病变。这种检查无创、痛苦小、显像直观。

胃肠造影检查包括：食道造影主要检查食道入口及整条食管；上消化道造影是指观察钡剂从口服经过咽、食管、胃到达十二指肠球部；全消化道造影不是观察整个消化道，而是指在上消化道造影的基础上再观察6组小肠的显影情况，钡剂到达结肠回盲部结束。下消化道造影也称钡剂灌肠，是将钡剂从肛门注入，主要观察各段结肠以及直肠的显影情况，直至充盈结肠回盲部。

老树新枝，数字化时代的X线

数字式X线成像系统就是X线直接数字化。它由电子暗盒、扫描控制器、系统控制器、影像监视器等组成，是直接将X线光子通过电子暗盒转换为数字化图像。数字式X线成像系统曝光宽容度相对于普通的增感屏／胶片系统，由于采用数字技术，动态范围广，有很宽的曝光宽容度，因而允许照相中的技术误差，即使在一些曝光条件难以掌握的部位，也能获得很好的图像；另外还可以根据临床需要进行各种图像后处理，如各种图像滤波、窗宽窗位调节、放大漫游、图像拼接以及距离、面积、密度测量等丰富的功能，为影像诊断中的细节观察、前后对比、定量分析提供了技术支持。

X线检查方法包括哪些

包括(1)透视,为常用的检查方法。此法除了观察内脏的解剖形态和病变改变外,还可以观察人体器官的动态变化。(2)X线摄影,又称平片,是X线检查的主要方法。优点是影像清晰,对比度及清晰度均较好,并可留作客观记录,便于复查对比。(3)造影检查,是将造影剂引入需检查的体内空腔器官,使之产生对比以显示其形态与功能的办法。

什么是X线透视

X线穿透人体后把被检部位的图像显示在荧光屏上。其优点有简单方便、价格低廉、出结果快而省时,还能不同方向、不同角度观察避免影像前后重叠等不良因素。其缺点为影像不十分清晰、细微结构显示欠佳、影像资料无法永久保存而不利于复查时对比,比较厚的部位由于X线不易穿透所以不宜透视。X线透视主要应用于胸部、腹部和四肢骨骼及组织。

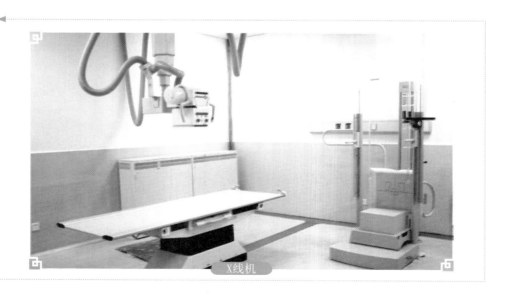

X线机

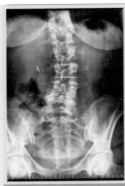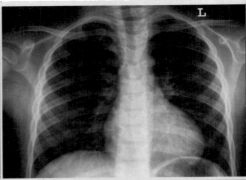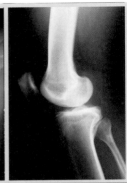

X线拍片的图像是怎么形成的

　　X线之所以能使人体在荧屏上或胶片上形成影像,一方面是基于X线的特性,即其穿透性、荧光效应和摄影效应;另一方面是基于人体组织有密度和厚度的差别。由于存在这种差别,当X线透过人体各种不同组织结构时,它被吸收的程度不同,到达荧屏或胶片上的X线量有差异。这样,在荧屏或X线上就形成黑白对比不同的影像。

X线检查前要做哪些准备

　　普通摄片应简单向患者说明检查的目的和需要配合的姿势,尽量除去透视部位的厚层衣物及影响X线穿透的物品,充分暴露投照部位,胸片需要屏气、腹平片应先清理肠道,以免干扰检查结果,影响诊断治疗。消化道造影检查时,胃肠钡餐检查之前10小时不能吃饭,检查前3天不能服用影响胃肠道功能的药物和含钾、镁、钙等金属的药物;钡剂灌肠检查需在前1天进少渣半流质饮食,检查前一晚需服用泻药或清理肠道。X线介入检查一定要了解患者有无造影的禁忌证,对接受含碘造影剂检查的患者需做碘过敏试验。

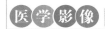

为什么医生要求做X线透视或拍片前 摘掉检查部位的装饰物

X射线有很强的穿透能力，这种穿透力与物质密度有关，当X线穿透不同密度的人体组织结构时，由于吸收的程度不同，会在荧光屏上或摄影胶片上形成黑白的影像，而装饰物的密度一般较高，会在荧光屏上或摄影胶片上形成白的影像，与被投照部位重叠，形成伪影，影响疾病的诊断或造成误诊。

X线成像，百年老树又著新枝

什么是X线造影检查？为什么要做造影检查

X线造影检查是将对比剂引入缺乏自然对比的人体器官，以显示其结构情况的一种X线检查方法。如一般摄影不能形成X线影像的器官、组织，缺乏自然对比的有消化系统（消化道及消化腺）、泌尿系统（膀胱及输尿管）、呼吸系统（气管）及心血管等空腔脏器，可以导入X线吸收差很大的对比剂，以产生强烈的对比影像，清楚显示其病变形态及功能改变。

CT、磁共振和超声日益普及， 透视和拍片还有用吗

普通平片、CT片、磁共振（旧称"核磁共振"）这三者不能独立来看谁比谁更好，它们各自有自己的特点，在不同的情况下应用。平片：是现代医学影像的常规检查，应用较早、最普遍，价格也相对便宜。主要用于初步检查，便于发现较明显病变的组织和结构。CT片：目前发展得很快，在临床应用中有很多的优势，如高密度分辨率、结构细节显示清楚等，其缺点是空间分辨率不高，不如X光片，且价格也较贵，并且辐射剂量偏高。磁共振：发展迅速，它的主要优势是可以在三维空间任意平面上成像，可以从不同的角度观察被检部位的病变情况，对患者的损伤也较少（几乎

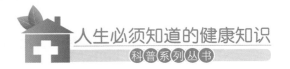
无损伤），但它与CT片一样，空间分辨率也不高（三者中最差），且扫描时间长、价格贵，另外，在身上带有磁性或金属物质的患者无法做磁共振。综上所述，我们不能单纯地说谁好谁坏。一般对不太明白病因的患者，先做平片，看看有没有异常，如果未发现明显异常或者发现异常而又不胜清楚，根据不同情况（患者身体、疾病、经济条件等），可以考虑做CT或者磁共振。

哪些人不适合做X线检查

（1）妊娠妇女：胚胎组织对x线十分敏感，可致胎儿流产、死亡、畸形及各种缺陷。（2）育龄妇女：育龄妇女需要做X线检查时，要安排在月经来潮的前10天内进行，因为这10天不排卵，可避免受精卵受X线的影响。（3）儿童：儿童正处于生长发育高峰期，细胞分裂活跃，X线照射可增加发生恶性肿瘤和白血病的危险。（4）色素失禁症：X线照射可加重病情，诱发皮肤病或内脏肿瘤。（5）色素性干皮症：X线照射可加重病情。

儿童正处于生长发育高峰期，细胞分裂活跃，X线照射可增加发生恶性肿瘤和白血病的危险。

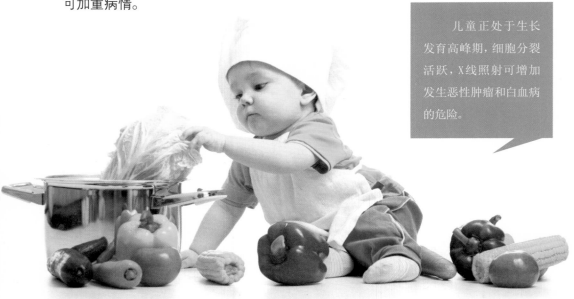

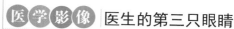

X线透视有哪些优势和不足

　　X线透视检查简单、方便,可使被检查者转动体位,进行多方位动态观察被检部位,如胸部透视可通过转动体位、呼吸变化等观察肺部情况,气管异物时可通过纵膈摆动判断异物位置,还可用于心血管的检查,腹部透视多用于急腹症,还可在透视下进行骨折及关节脱位的复位及异物摘除。但普通透视的图像清晰度欠佳,不能显示细节,不能保留客观的动态图像。

X线拍片有哪些优势和不足

　　X线摄片能使受检部位结构清晰地显示于x线片上,并可作为客观记录长期保存,以便在需要时随时加以研究或在复查时作比较,必要时还可作X线特殊检查,如断层摄影、记波摄影以及造影检查等。但和透视比起来,它是一个静态的图像,就像照相机一样,一次只能拍一张片子,而透视就像摄像机一样,可以记录动态的图像。

如何正确看待X线检查

　　众人皆知,去医院看病免不了要进行X线检查,如何正确地看待X线检查呢? X线检查是疾病诊断的一种有效辅助手段,的确存在辐射,可能会影响身体健康。但我们也不必恐慌,科学研究表明,能对人体造成损害的最小X线剂量为500~1000豪戈瑞(豪戈瑞为X线的吸收剂量单位),这些检查的辐射剂量都在安全范围之内。

　　常用的X线检查有透视、摄片、CT、乳腺钼钯,胃肠造影等,医生会根据患者的情况选择相应的检查方法。检查时我们要做好相应的辐射防护,尤其是对身体敏感部位(甲状腺、乳腺、睾丸、卵巢、胚胎及胎儿等)做好防护。在这里要提醒已经怀孕或者有生育计划的人群尽量不要接触X线检查。另外,如果孕妇必须做X线检查的话,应避免在受孕8~15周的时间内,严格避开下腹部,并做好严密防护。

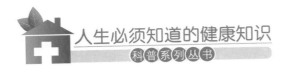

　　除了做好防护之外我们一定要遵医嘱，根据医生的建议，选择适当的检查方法，有必要的时候再进行X线检查，避免不必要的辐射。同时我们要保存好影像资料，以备复诊使用，避免短期、多次重复X线检查。

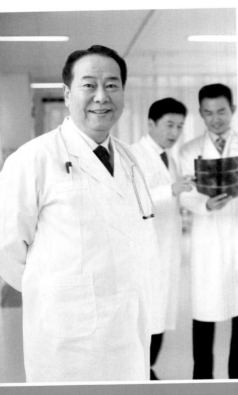

怎样理解X线检查结果

　　X线检查结果是影像科医生根据影像学表现，结合临床病史体征以及其他检查结果综合分析提出的诊断意见，它是一份重要的临床档案资料。主要包括以下几个部分：（1）X线影像学描述：主要描述病变的部位、范围、性质、影像学特点等。（2）X线诊断印象：结合临床症状体征以及其他检查，给出初步诊断或疑似诊断。（3）根据检查结果提出建议，如建议复查，进一步检查、随诊等。X线检查结果只是客观反映疾病的影像学特征，以定位诊断为主，小部分可以作出定性诊断，是临床医生对疾病准确诊断的重要参考部分。但也不是万能的，早期的病变、非常小的病变也可能显示不出来。

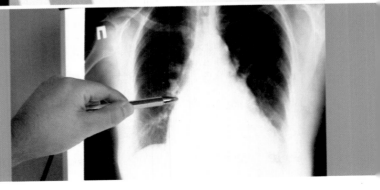

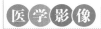

为什么X线片会变黄

　　大家会发现X线片就和我们平时的照片一样，如果不注意保存，时间久了就会变黄。这是为什么呢？这是因为胶片表面的卤化物长时间和空气中的氧气接触，发生了氧化还原反应。太阳紫外线直接照射，潮湿和高温也会加速胶片变黄。因此要将X线片密封放入纸袋内，置于避光、干燥处，这样就能长时间保存，防止胶片变黄了。

介入放射，重新定位放射医生的角色

　　介入放射学就是我们俗称的介入手术，是由美国著名放射学家Margulis于1967年首先提出的，是20世纪70年代后期发展起来的一门新兴的边缘学科。它是在影像医学的基础上，在影像的（X线、超声、CT、磁共振）监视引导下，通过经皮穿刺途径或通过人体原有孔道，将特制的导管或器械插至病变部位进行诊断性造影和治疗或采集组织，进行细胞学、细菌学及生化检查，使一些以前需要打开肚子才能做的手术现在只要在皮肤上开一个小孔即可。例如脑血管畸形、冠心病等。介入放射学技术由于创伤小、并发症少和特有的诊断、治疗价值，而受到医学界的普遍重视，因而发展迅速。

　　介入手术是放射医生在操作影像设备的同时进行的，影像设备主要包括：X线透视、DSA、超声、CT、磁共振等。我国在介入诊断、治疗技术及其基础应用的研究、相关器械的研制开发等方面都取得了很大的进展，从管理体制上确立了介入放射学的地位。全国各地不同程度地开展了介入诊疗工作，一些大的医院专门成立了介入病房及研究室，因此部分放射医生便成了介入手术医生。

X线成像，百年
老树又着新枝

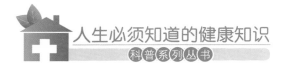

对滥用X线检查念一念"紧箍咒"

　　随着科学的发展，人类文明的不断进步，放射检查的安全性问题日益得到人们的重视。我们要对大胆的和不必要的放射诊疗说"不"。X线检查是以X射线为介质，是存在一定的辐射损伤的。

　　X线检查具有一定的执行标准，不能有点小毛病就去医院拍个片子检查检查。患者到了医院，医生首先要进行严密的问诊，结合视、触、扣、听检查对疾病作出初步诊断。如果需要进一步检查的，医生会开具申请单叮嘱患者去做检查。只有一小部分患者才符合X线检查的标准。如果严格执行这个流程和标准，就会大大降低不必要的X线检查，避免不必要的辐射损伤。检查时我们要叮嘱陪同人员尽量远离检查室，同时对自己做好严格防护，尤其是甲状腺、性腺、乳腺等敏感部位。对于婴幼儿、孕妇、有生育计划的人群不建议进行X线检查。除特殊情况，杜绝短时间内多次进行X线检查。

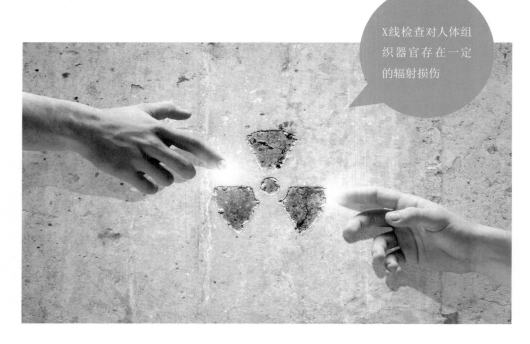

X线检查对人体组织器官存在一定的辐射损伤

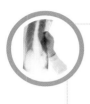

X线成像的临床应用

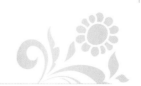

每年体检时一般都有胸部X线检查，这是为什么

健康体检中胸部X线检查是不可缺少的项目之一。它是对人体最重要的器官：心、肺部疾病的检查，是目前最常用、最有效的检查方法之一，特别是肺部疾病，由于肺部有些疾病早期无明显症状及体征，一般情况下很难发现，例如肺结核和肺部肿瘤，近年来，我国肺结核发病率有上升趋势，这些疾病一般都是通过胸部的X线检查发现的，肺结核及肺部肿瘤对人体有很大的危害，并且肺结核还有传染性，做定期的健康检查，可做到早发现疾病，早治疗，尽可能避免受到这些可防治疾病的折磨和蔓延。胸部X线检查还能初步诊断心脏的疾病，例如：肺源性心脏病、高血压性心脏病、风湿性心脏病等，所以，胸部X线检查的重要性就不言而喻了。

胸部X线透视和拍片哪个更好

透视的优点是便宜方便，当时能取得初步结果，还可以直接观察器官的运动功能，在身体转动的过程中观察病变，其缺点为不能显示轻微改变和观察厚的部位，而且不能作为永久记录，以供随时观察或复查时比较，同时患者受照射量大。拍片的优

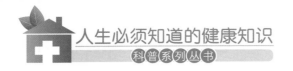

点在于能使人体厚、薄的各部结构较清晰地显示于X线片上，可作永久记录，便于随时对照比较，以观察病情的演变，且拍片患者受照射量较小。缺点为检查的区域被胶片大小所限制，不能观察运动功能而且费用较高。透视和拍片是互补的，一方的优点即是另一方的缺点，因此，常常两者并用，取长补短，以使诊断更为全面正确。

什么情况下需要做胸片检查

以下情况需要做胸片检查：透视时发现肺部或心脏异常，需要进一步检查；感冒以后或患有慢支的老年人咳嗽、咳痰、发热，需要排除肺部感染；年龄较大，不明原因经常咳嗽、咳痰需要排除肺部占位性病变；经常午后发热、夜间盗汗，需要排除肺部结核；经常胸痛，需要排除胸膜炎、气胸、心脏疾病；需要排除是否患有矽肺、石棉肺等职业病；胸部外伤，需要排除肋骨骨折、血气胸或肺挫伤等。

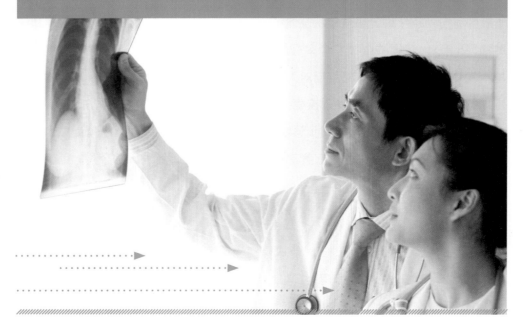

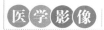

拍胸片时有什么特殊要求吗

拍胸片时胸部贴近胶片固定不动，胳膊弯曲并将手腕放置于臀部，在拍片过程中医生会告诉你先深吸一口气后再憋住气，这样拍出的胸片清晰。拍片前尽量脱去有扣子或较厚的衣服，除去胸部的一切外物如饰物、膏药、敷料，女性还要脱去胸罩，不要穿衣服上有字或金属饰物的衣服，以避免在胸片上产生混淆诊断的伪影。

胸部拍片能诊断哪些疾病

胸部拍片能诊断气管、支气管病变，如先天性气管、支气管狭窄，支气管扩张，气管支气管异物等；肺部疾病，如肺部炎症、结核、肿瘤；胸部外伤引起的肋骨骨折，血气胸等；胸膜病变，如胸腔积液、胸膜肿瘤等；纵隔疾病，如纵隔气肿、纵隔肿瘤等。

什么是肺纹理增重

肺纹理是指自肺门向肺野呈放射状分布的树枝状影，由肺动脉、肺静脉、支气管及淋巴管组成，主要是肺动脉分支。肺纹理由肺门向外逐渐变细，上肺野纹理较细，下肺野纹理较粗，以右下肺野明显。正常肺纹理缺乏客观判断的标准，肺纹理增重的X线表现是：肺纹理不伴随向外周延伸而逐渐变细；肺野外带肺纹理增多；肺纹理分布不均匀，走行不规则、边缘模糊，管壁增厚呈"车轨征"。肺纹理增重常见于慢性支气管疾病，肺循环异常，肺纤维化，间质性肺病和淋巴管炎。

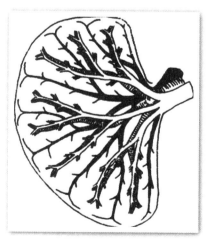

肺纹理示意图

X线成像，百年
老树又着新枝

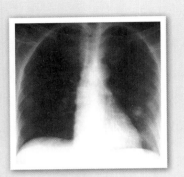

左下肺结节

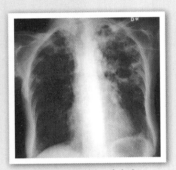

胸片显示肺间质病变

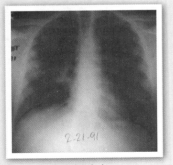

右侧肺癌

什么是肺结节性病变

肺结节性病变是由肿瘤增殖或炎性肉芽肿所致。X线上良性结节的边缘光滑，生长缓慢。恶性结节边缘不光滑，有分叶、毛刺征，生长快。转移瘤呈多发大小不一的结节影。

什么是肺间质性病变

肺间质病变是由多种原因引起的肺间质的炎症性疾病，病变主要累及肺间质，也可累及肺泡上皮细胞及肺血管。病因有的明确，有的未明。X线胸片上病变多位于中下肺野，早期呈磨玻璃样，周边肺野常见播散性小斑点影，多发环状影。晚期呈典型弥漫性线条状、斑片状、云絮状、网状阴影，肺容积缩小，无肺门淋巴结肿大。

胸部X线检查能诊断肺癌和结核吗

胸部X线检查能诊断肺癌和肺结核，两者的X线征象不一样。肺癌多发生于老年人，可发生在肺的任何部位，病变一般为单发，周围型肺癌病变直径都在4厘米以上，中央型肺癌可引起支气管狭窄或梗阻而出现肺不张，肺癌边缘有分叶、毛刺，病变密度较均匀，纵隔或肺门淋巴结增大，病程在3~6个月。肺结核常见于年轻人，好发于肺上叶尖后段、下叶背段，一般为多发病变，很少引起支气管狭窄或梗阻，边缘清楚无分叶，密度可不均匀，可有钙化或空洞，纵隔或肺门淋巴结增大少见，病程一般在1年以上。

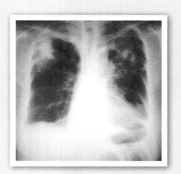

肺结核

我拍片发现肺内有钙化灶，危险吗

钙化在病理上属于变质性病变，一般发生在退行性变或坏死组织内。多见于肺内或淋巴结，往往提示以前得的肺结核或淋巴结结核病灶已愈合。钙化往往提示良性病变，如果是肺内单纯性钙化灶，是没有危险的。

胸腔积液是怎样形成的？
X线检查能明确吗

胸腔积液是由感染（细菌、病毒、真菌、寄生虫等）、肿瘤、心肾疾病、变态反应（风湿热、类风湿性关节炎、系统性红斑狼疮）、化学（尿毒症、胸腔内出血）和物理（创伤）等因素均可引起胸膜腔内液体过多积聚。

X线检查能明确胸腔积液。胸腔积液分为游离性和局限性。中等量游离胸腔积液典型X线表现为液体上缘呈外高内低的边缘模糊的弧线形状。

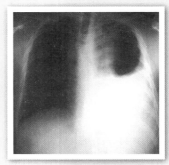

左侧胸腔积液

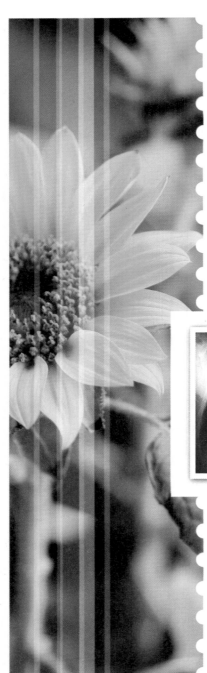

什么是纵隔占位性病变

　　纵隔位于两肺中间，其上自胸廓入口，下至隔，前自胸骨后缘，后至胸椎之间，两侧为纵隔胸膜和肺门，纵隔内出现肿块性病变，称为纵隔占位性病变。前纵隔位于胸骨之后，心脏、升主动脉和气管之前的狭长三角区。中纵隔相当于心脏、主动脉弓、气管和肺门所占据的区域。食管及食管以后为后纵隔。前纵隔常见的肿瘤有胸骨后甲状腺、胸腺瘤和畸胎瘤。中纵隔常见的肿瘤有淋巴瘤、支气管囊肿和心包囊肿。后纵隔常见的肿瘤为神经源性肿瘤。

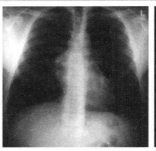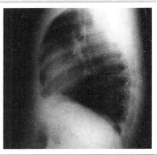

前纵隔占位

腹部X线检查能够诊断哪些疾病

　　腹部X线检查能诊断泌尿系结石、肠梗阻、先天性巨结肠、幽门梗阻、胃肠穿孔、胃肠腔异物等疾病。

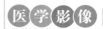

什么是钡餐检查？有什么特殊要求吗

钡餐检查是经口吞服浓度为160%的硫酸钡剂（俗称钡餐）约250~300毫升，并转动体位，用胃肠机及时摄片显示食道、胃、十二指肠病变的检查方法。有时需要肌注低张药物（如盐酸山莨菪碱），起到抑制胃肠蠕动、减小张力、减少胃液的分泌、减缓胃肠道排空的作用，有时还需要在吞服钡餐前或同时服用发泡剂，达到气钡双重造影的目的，以更好的显示食道、胃、十二指肠的微细黏膜结构和病变。受检者在钡餐检查的当天清晨要禁食禁水。

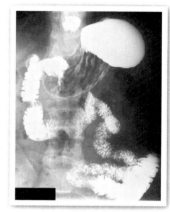

钡餐造影显示正常胃肠

什么是钡灌肠检查？有什么特殊要求吗

钡餐肠检查是经插入的肛管往结肠内注入浓度为60%~65%的硫酸钡剂300毫升和大约700毫升的气体，不断变换体位，使结肠各部能达到气钡双重造影的目的，使用胃肠机及时摄片的检查方法。受检者于钡灌肠前一日进低脂、少渣饮食，大量饮水，给予盐类及接触性泻剂，以达到清洁肠道的目的。除个别便秘及乙状结肠过长者，约90%以上受检查可以达到检查要求。

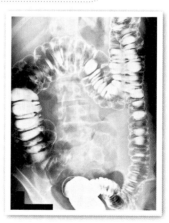

钡灌肠显示正常结肠

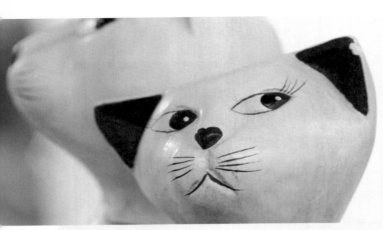
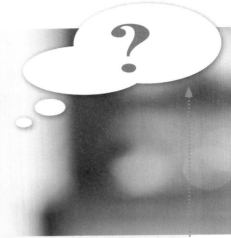

什么是静脉肾盂造影检查? 有什么特殊要求吗

静脉肾盂造影是将对比剂通过静脉注入, 经肾脏排泄至尿路而使其显影的一种检查方法。碘过敏及甲状腺功能亢进者; 严重的肾功能不良者; 急性尿路感染; 严重的心血管疾患及肝功能不良者禁忌此项检查。造影前的准备: 造影前2天不吃易产气和多渣食物, 禁服钡剂、碘剂、含钙或重金属药物; 造影前日晚服泻药, 口服蓖麻油30毫升或泡服中药番泻叶5~10克; 造影前12小时禁食及控制饮水; 造影前先行腹部透视, 如发现肠腔内容物较多, 应做清洁灌肠或皮下注射垂体加压素0.5毫升, 促使肠内粪便或气体排出; 做碘过敏试验。

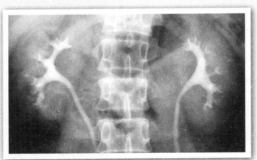
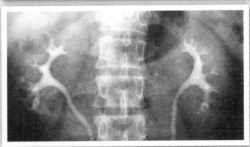

正常静脉肾盂造影

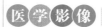
什么是"T管"造影检查? 有什么特殊要求吗

　　"T管"造影是在胆道系统手术后,经置于胆总管内的"T"形引流管注入对比剂而显示胆管的检查方法。胆系感染及出血;严重的心、肝、肾功能不良;甲状腺功能亢进;碘过敏者禁忌此项检查。造影前要清除肠道粪便及气体,做碘过敏试验。

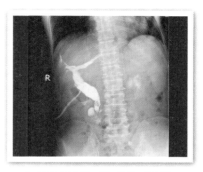

"T管"造影显示胆总管下端结石

X线成像,百年老树又着新枝

什么是子宫输卵管造影? 有什么特殊要求吗

　　子宫输卵管造影是用一定的器械将对比剂从子宫颈内口注入子宫、输卵管的检查方法。常用对比剂为碘油,也有用水溶性对比剂的。子宫输卵管造影术应在月经后5~7天进行,有急性和亚急性内生殖器炎症、全身性炎症、刮宫术后30天内、碘过敏者不宜做此项检查。受检者前一天晚先服番泻叶汁(15克番泻叶冲开水2碗服2次,下午6时及8时各服1次),检查前排净小便。

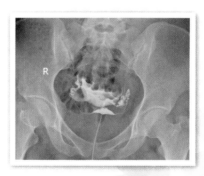

正常子宫输卵管造影

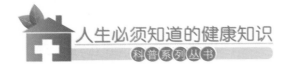
为什么手臂麻木要照颈椎X线片

手臂麻木，一般是由颈椎骨质增生致椎间孔狭窄、椎间盘病变（如突出、脱出）压迫神经根引起的，故常规要拍颈椎正侧、双斜位片。颈椎间隙变窄、临近骨质边缘密度增高、椎体后缘增生呈"唇"样改变，往往提示椎间盘有病变。双斜位可显示椎间孔是否狭窄，典型的呈"蜂腰"状狭窄，此时提示神经根受压。有时还需要做颈椎CT或颈椎MR，可进一步确定手臂麻木的原因。

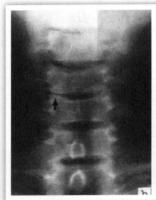
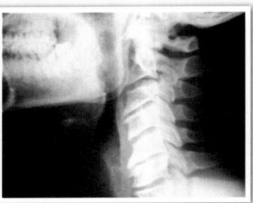

颈椎骨质增生

颈椎拍片没有发现问题，还需要做其他检查吗

颈椎X线片只能观察颈椎骨质情况，如果没有发现问题，还需要做颈椎CT，如果有条件的话，最好做颈椎MR（磁共振）。因为CT、尤其是MR可以发现是否有颈椎间盘突出或脱出，颈髓空洞，颈髓占位性病变，神经根的病变，小脑扁桃体下疝畸形，颈椎体周围软组织病变，轻微压缩性骨折，早期转移瘤等。所以，颈椎X线片没有发现问题，也不要以为万事大吉，有条件的话，还是要做进一步的检查。

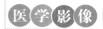

为什么腰腿疼痛只照腰椎X线片

因为腰腿疼痛一般都是由腰椎间盘病变（如腰椎间盘膨出、突出或脱出）、腰椎滑脱压迫神经根引起的，所以当腰部不适，并伴有腿疼时，医生一般建议先拍腰椎X线片，不要误认为哪疼就拍哪。当腰椎X线片显示腰椎间隙变窄，临近骨质边缘密度增高，椎体后缘增生呈"唇"样改变时，椎间隙内有积气影，往往提示腰椎间盘病变。当然，如果再做CT或MR（磁共振），能更确定是否椎间盘的病变，有时还可

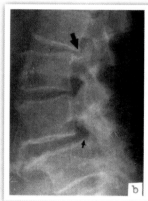
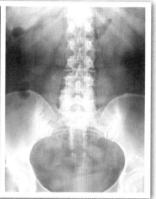

腰椎骨质增生

发现其他病变。腰椎过屈过伸位，可判断是否有腰椎滑脱。正常腰椎体前后缘连线是光滑连续的曲线，当腰椎滑脱时，腰椎体前后缘曲线中断不连续，可见一椎体前缘超出其他椎体前缘许多。

腰椎拍片没有发现问题，还需要做其他检查吗

腰椎X线片没有发现问题，有时还需要做CT或MR(磁共振)。因为像腰椎间盘突出、脱出；脊髓病变，如脊髓空洞、脊髓肿瘤；腰椎轻微压缩性骨折、早期转移瘤；腰椎周围软组织病变等在腰椎X线片上就无法显示，在CT片尤其MR片上会显示得更清楚。因此，如果腰椎X线片正常，也千万不要大意，有条件的话，还需要进一步检查。

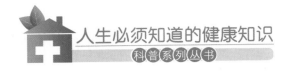
X线照片能检查哪些骨骼疾病

　　X线片能检查骨创伤，如骨折、关节脱位等；骨关节发育畸形与发育障碍，如脊柱侧弯畸形、短肢侏儒等；营养代谢性与内分泌性骨病，如佝偻病、巨人症等；骨感染性疾病，如骨髓炎、骨结核等；骨关节肿瘤与肿瘤样病变，如骨肉瘤、单纯性骨囊肿等；骨软骨缺血坏死，如股骨头坏死等；血液与淋巴网状组织系统疾病相关骨关节改变，如白血病、骨髓瘤等；脊柱病变，如椎体滑脱等；地方病，如大骨节病等。

得了肝癌，医生建议做介入治疗，为什么

　　以前，患者得了肝癌，往往需要在肚皮上切开一条大口子将肿瘤取出，患者非常痛苦，现在，随着医疗技术的进步，医生往往建议患者做介入治疗。介入治疗属于微创手术，患者痛苦小、恢复快，包括肝动脉化疗栓塞术、肿瘤射频消融术、肿瘤的氩氦刀冷冻治疗。肝动脉化疗栓塞术是在患者的大腿根部局部麻醉后，扎一直径几毫米的小口，将专用的导丝、导管经股动脉、腹主动脉选入肝癌的供血动脉内，经导管注入化疗药，并用吸收性明胶海绵等栓塞材料将肿瘤供血动脉堵死，这样可起到化疗药杀死肿瘤细胞、肿瘤因缺血缺氧加速坏死的双重作用。肿瘤射频消融术、氩氦刀冷冻治疗是在CT引导下，将专用针插入肿瘤内，射频消融术是利用热，而氩氦刀是利用冷将肿瘤杀死。以上介入治疗都是在患者清醒的状态下进行的，一般需半个多小时，患者在手术几天后就可出院。介入治疗适用于患者不愿做切开手术，肿瘤有转移或肿瘤很大无法手术的情况。

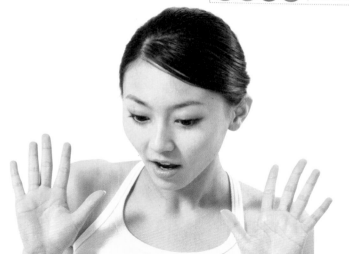

为什么胃肠出血可选择介入治疗，有什么优势

　　胃肠出血患者一般出血量大，病情危重，急诊内镜检查和治疗难以实施，而盲目剖腹探查风险大。介入手术术前准备简单，只在穿刺部位局部消毒，在血管穿刺点周围局部麻醉，可方便实施急诊介入手术，通过血管造影，可很快找到出血的血管，然后将导管超选至出血点处，用明胶海绵堵住出血点，即可立刻止住胃肠出血，起到立竿见影的效果，手术时间短，一般不超过一小时，经观察无新的出血迹象后，患者可回家休养。总之，胃肠出血的介入治疗时间短，患者痛苦小，效果明显。

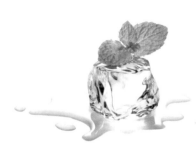

（本章编者：王贵生　高明　陈博昶　姚鼎铭）

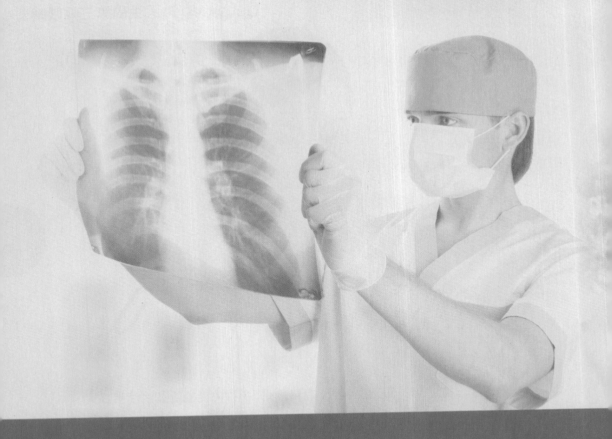

CT XIANDAI YIXUE DE "QITIANDASHENG"

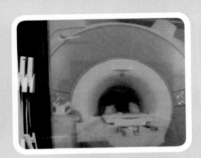 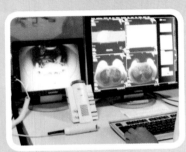 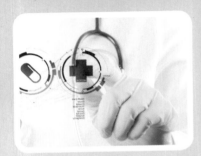

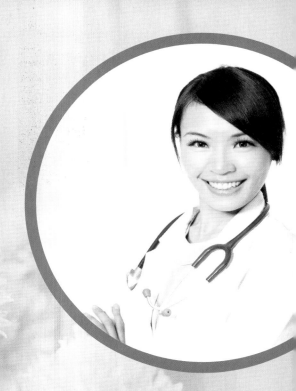

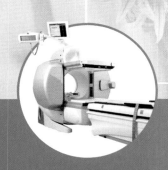

CT 现代医学的"齐天大圣"

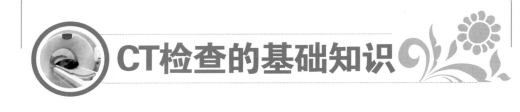

CT检查的基础知识

CT从构想到实践的艰难历程

　　20世纪60年代，科学家们研制出了电脑和X光扫描技术相结合的医疗新仪器——CT机（X线电子计算机体层摄影仪），这是电脑与X线扫描综合技术的产物，集中了当代一系列不同技术领域的最新成就。它能把人体一层一层地显现出来，检查出体内任何部位的微小病变。1963年，美国物理学家柯马克首先提出图像重建的数学方法，并用于X线投影数据模型，以后又提出多种方法，不久便实现了临床应用。1967年，英国的工程师亨斯菲尔德开始了模式识别的研究工作。1969年，他制作了一架简单装置，用加强的X线为放射源，对人的头部进行实验性扫描测量，取得

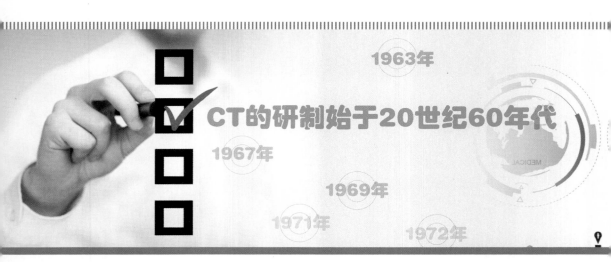

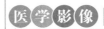

惊人的成功，得到了脑内断层分布图像。1971年9月，他与神经放射学家合作，安装了第一个原型设备，开始了头部临床试验研究。同年10月4日，用该设备检查了第一个患者。患者仰卧，X射线管在患者下方装置—计数器也同时旋转。由于人体器官内的病理组织和正常组织对X射线的吸收程度不同，这些差别反映在计数器上，经电子计算机处理，便构成了身体部位的横断图像，呈现在荧光屏上，试验结果在1972年4月召开的英国放射学家研究年会上首次发表，宣告了CT的诞生。

CT的诞生震动了医学界，被称为自伦琴发现X射线以来，放射诊断学上最重要的成就。为此，亨斯菲尔德和柯马克共获1979年诺贝尔生理学和医学奖。

1976年以来，CT在临床上广泛应用，日趋完善，而且种类越来越多。它们结构不同，特点各异，在临床应用中互相补充。到80年代初，CT已发展到第五代。它不仅用于临床诊断，而且应用到放射治疗射野和剂量的设计、心脏动态扫描、精密活体标本取样、癌变组织鉴别等方面。CT与X线透视、超声、磁共振、同位素等影像显示方法相结合，建立起影像诊断学。现在，CT已成为现代化医院的标志之一。

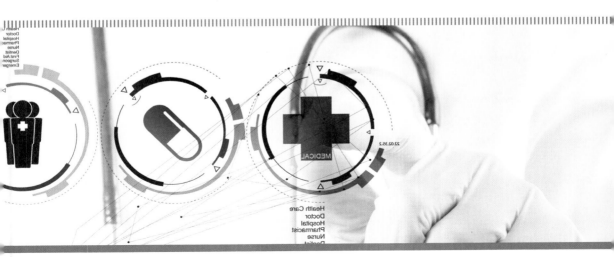

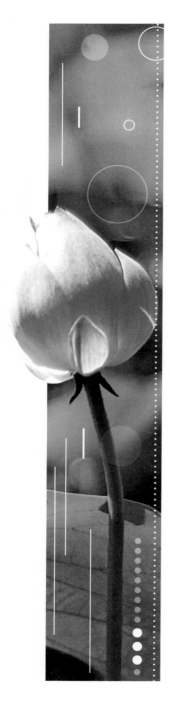

自从有了CT图像，医学影像世界从此不同

1971年，世界上第一台用于颅脑的CT扫描机（计算机人体断层摄影术）由柯马克和亨斯菲尔德首次研制成功。1979年因此项技术的发明，柯马克、亨斯菲尔德获得了诺贝尔生理学与医学奖。

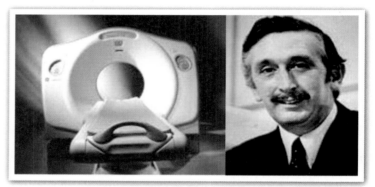

CT机和亨斯菲尔德

增强CT，"寻找披羊皮的狼"

增强CT是指：经静脉注入水溶性有机碘剂，后再行扫描的方法。血内碘浓度增高后，器官与病变内碘的浓度可产生差别，形成密度差，可能使病变显影更为清楚，以显示平扫上未被显示或显示不清的病变，通过病变有无强化或强化类型，对病变作出定性诊断。

相比普通CT，增强CT具有诸多优势：对病灶的定性能力高，对小病灶的检出率高，对血管结构看得极其清楚。已确定为恶性肿瘤的，增强CT可提高肿瘤分期的准确性，或

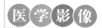

判断肿瘤手术切除的可能性。增强CT尤其适合颅脑、胸部和腹部，对于肝癌、胆管病变、肝血管瘤和胆道等肝胆病变具有诊断优势。

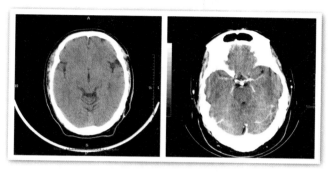

正常头颅CT平扫+增强

CT发展的趋势，
"更快速、更细微、更清晰"

1971年英国EMI公司亨斯菲尔德研究成功第一台头部CT扫描机，1975年美国Ledkey设计的第一台全身CT机问世，它是用X线速对人体层面进行扫描，取得信息，经计算机处理而获得重建图像，从而显著扩大了人体的检查范围，提高了病变的检出率和诊断的准确率。这种诊断价值高、无痛苦、无创伤、无危险，是放射诊断领域中的一个重大突破。

CT机按扫描方式的不同，形成了所谓的"五代"CT。第一代CT：采用旋转/平移的方式扫描，X线管产生的射线束和相对的检测器环绕人体的中心作同步平移移动，其扫描速度慢，采集的数据少，现被淘汰。第二代CT：与第一代CT机没有本质差别，由单一X线束改为扇形X线束，缩短了扫描时间。第三代CT：将300~800枚探测器作扇形排列，扇形角包括整个扫描视场，扫描时间缩短至2~5秒，广泛应用于头部及全身检查。第四代CT：探测器可达数千排，以环形排列且固定不动，X线管可作360°旋转，扫描时间缩短至2~5秒。第五代CT：X线源用电子枪，扫描时间缩短到50毫秒，图像分辨率高,可检查心脏,但价格昂贵,应用受到限制。

CT技术的未来发展,探测器更宽,它利于采集更大范围的容积信息以及提高采集速度,但也将会限制图像空间分辨率的进一步提高,所以说CT机层数的革命已经不能带动CT技术的发展,层数的继续增加给临床带来的意义也越来越有限。总之,多层CT使影像学向高质量、高速度成像和减少射线剂量方面迈出了一大步。但临床的实际需求才是CT发展永远的动力,医学界也期待革命性新产品的问世。

CT技术的发展: 多排螺旋or双源CT

CT技术在医院的影像诊断中发挥作用已经有很多年了。随着CT技术的不断发展,其临床作用也在不断提高。根据X线CT技术的发展过程,可以分成几个阶段:非滑环CT、滑环CT、螺旋CT、多排螺旋CT。不久,还会有平板探测器的X线束CT问世。但是,对于临床功能而言,每一项新技术所发挥的作用则是有所不同的,有的只是量的积累,有的则形成质的飞跃。而我们可以从使用性能的角度来看CT的技术发展。

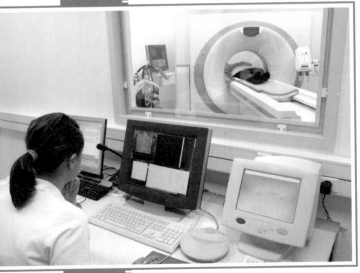

现有的多排螺旋CT已经从单排发展到64排探测器,使扫描速度、图像质量及解析处理能力不断提高。但是由于X线管球发出的射

CT技术的发展

线呈锥形，探测器过宽会使靠近边缘的图像由理想的横断面趋向于漏斗状，这一问题限制了探测器的宽度，也限制了扫描速度的再一次飞跃。

2007年西门子提出了双源CT（DSCT），原理是机架内放置了2套Sensation64的X线源-探测器系统，位于相同扫描平面（放置于同一个滑环上），2套采集系统成90度位置。由于受到机架内空间的限制，1套探测器系统用于覆盖整个扫描视野50厘米FOV，另1套探测器系统主要用于扫描中心视野26厘米FOV。2套探测器均为40排，中央部分为（2×0.6）毫米，周边为（8×1.2）毫米，通过西门子特有的飞焦点技术得到（64×0.3）毫米的临床图像信息。DSCT的目标是心脏CT常规化，受检患者到达CT室时，不需要额外的等待或特殊的临床准备。DSCT83毫秒的时间分辨率，可以适应于所有的心率条件；特殊的心电门控和心电编辑功能，对于心率失常患者的检查将有很大改善。新的额外心跳探测计算法，额外的心跳将被自动移除，并被排除在重建数据外。因此，双源CT对心率不规则的患者进行心脏检查的优势较明显。

什么是CT血管造影？
它可以取代传统的血管造影吗

CT血管造影（CTA，CT angiography）是将CT增强技术与薄层、大范围、快速扫描技术相结合，通过合理的后处理，清晰显示全身各部位血管细节，具有无创和操作简便的特点，对于血管变异、血管疾病以及显示病变和血管的关系有重要价值。

血管造影是创伤性检查，导管通过血管到达需要造影的部位，通过导管打入造影剂在X线机器下造影摄像。CT造影是非创伤性检查，通过静脉注射造影剂，

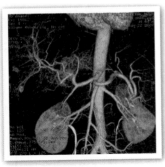

CT血管造影

然后将需要造影的部位做CT检查，造影剂在血管内运行时表现高密度影，摄影后再在电脑合成图像形成血管影。

CT造影并不能完全代替血管造影，因为其分辨率没有血管造影高，对一些细小的血管病变仍需血管造影来确诊。所以血管造影被称为诊断血管病变的"金标准"。

什么是CT三维重建图像？它与常见的CT图像有什么区别

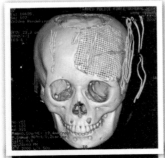

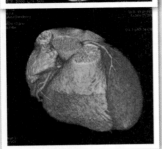

心脏和头颅CT三维重建

三维重建是医学图像处理的重要内容，是将CT和MRI等医疗影像设备获得的二维图像重建成三维立体显示图像的过程。随着计算机数字图像技术的发展，三维重建技术已经越来越成熟。在研究过程中，研究人员根据自己的研究对象、实验条件等实际情况，提出了很多适合自己研究的重建方法，这些方法各有所长，都是针对不同研究对象的目的提出的，有一定的适用范围。目前比较常用的重建方法有两类：表面模型法、体素模型法。优点就是可以直观、全方位的显示人体结构。

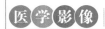

CT检查前有什么特殊准备吗

实际上做CT检查的大多数患者不需要特殊准备，来了随时都可以做，并不存在太大的局限性。有时有特殊针对性的准备：（1）扫描前6小时禁食禁水，禁食水主要是考虑患者的增强检查，为了避免或者尽量减少风险，所以要6小时禁食水；（2）扫描前一周内不要做消化道钡餐造影，这是为了避免高密度钡剂产生伪影而掩盖病变；（3）盆腔扫描提前1小时憋尿，可喝水不能进食，盆腔憋尿主要是为了便于观察膀胱壁的情况。其他特殊准备是不需要的。做增强CT检查前除对病史、普通CT检查及其他特殊检查结果有所了解外，为了患者安全和提高图像质量还应作以下准备工作：（1）必要时作碘过敏试验，预防发生过敏反应，目前使用造影剂一般不做过敏试验；（2）检查前4小时开始禁食；（3）进行必要的肝、肾功检查；（4）向患者作好解释工作，训练其配合检查，提高图像质量。

为什么造影检查时要求空腹

造影检查是将一种比人体密度高或低的物质导入人体内要检查的部位，人工地造成要检查部位的密度差异，以构成对比，达到诊断的目的。

造影检查需要空腹，因为胃内有食物就会造成假象，影响检查质量。钡剂灌肠前，应先进行清洁灌肠，以去除肠道内粪便。如上腹部CT造影检查需要空腹，并要求在检查前喝大约300毫升水将胃部充盈起来，而且空腹可以使胆囊充盈；如果做全腹部肠道CT检查，则不仅需要空腹，还需要做肠道准备，并在检查前饮用造影剂，造影剂兑1000毫升水，检查前一天晚上饮用500毫升，检查当天早6点左右喝完剩下的500毫升；如果做血管造影和增强扫描检查，因为要静脉注射造影剂，造影剂可能会引起呕吐等不良反应，也尽量空腹，但是进行心脏冠状动脉血管造影的患者可以少量进食流质饮食，如果不进食，患者可能会因为饥饿导致心慌，引起心跳加快，增加成像伪影。

为什么胃肠道钡餐造影检查后不能立即做CT检查？多长时间后合适

做完胃肠道钡餐检查之后，肠道内还有造影剂，立刻做CT检查，会产生很大的伪影，影响图像质量，从而影响诊断。做完胃肠道钡餐检查后，钡剂3~5天应该能全部排除，建议一周后再做CT检查。

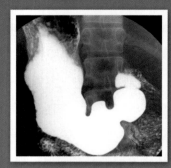

钡餐造影

为什么做腹部检查时要求口服液体？多少合适

做腹部CT扫描，除胰腺炎之类禁饮禁食和腹部外伤之外，绝大多数情况是需要喝水的，不但要喝，还要尽量多喝。喝水的目的是充分充盈胃肠道，以便于区分胃肠道和可能存在的病灶，因为没有充盈的胃肠道，首先是管壁很厚，容易遗漏胃肠道本身的器质性病变，另外，没有充盈的胃肠道，显示为软组织密度，和真正的可能存在的软组织密度的病灶是无法鉴别的。所以，做上腹部CT，喝水是需要而且是必要的。

腹部的CT检查，喝水的多少以及时间都很有讲究。上腹部CT检查时，就得喝稀释的造影剂300毫升，且喝完后片刻即进行检查。而对肾脏进行CT检查时，分次喝水的量累计达800毫升，且要等20分钟方可进行检查。做前列腺、膀胱及妇科超声检查时也需要多喝水，且使膀胱充盈后方可进行检查。

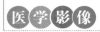

为什么做盆腔检查时需要憋尿

为观察肿瘤部位和大小，充盈的膀胱很重要。检查盆腔的子宫及附件、膀胱及输尿管、前列腺等，必须使膀胱尽量充盈，即要求憋足尿，一般在检查前一小时应饮清水1000毫升以上。

什么是CT平扫

CT平扫又称普通扫描，是指静脉内不给含碘造影剂的扫描，通常用于初次CT检查者，CT平扫最重要的是掌握各个不同部位或器官以及兴趣区的层厚和层距技术，当层厚等于层距时即为连续扫描，相临层面之间无间隙，当层厚小于层距时，两相临层面之间留有空隙。层厚选择取决于受检部位或器官以及病灶大小。通常较大的器官选用层厚1厘米，例如脑、胸部、腹部等；鼻咽、颈部、胰腺、前列腺等通常用0.5厘米层厚；眼、喉、肾上腺通常用0.2~0.3厘米层厚；脑下垂体采用小于或等于0.2厘米层厚。如果在较大器官内发现了小病灶，即兴趣区，则应对该区域进行0.2~0.3厘米层厚的扫描，以精确显示病灶的大小、形态和密度，克服部分容积效应的影响。如层厚大，则对同一层面内含有两种以上不同密度而又互相重叠的物质，所得的CT值不能如实反映其中任何一种物质的CT值。病变组织如比周围组织

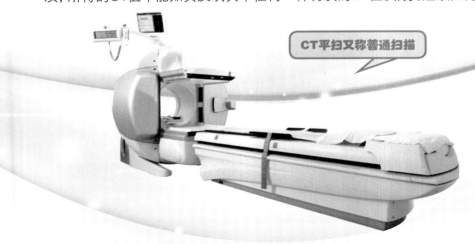

CT平扫又称普通扫描

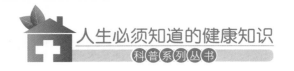
密度高，而病灶厚度又小于层面厚度，则测得的CT值比实际小。相反，则测得CT值比实际值要高。由于部分容积效应的影响，层面内不同结构物体的边缘轮廓如被斜行横断，则其轮廓由于CT值的不准确而显示不清，如侧脑室顶壁、隔顶、肾脏的上下极等。

什么是CT增强扫描？为什么要做增强扫描

CT增强扫描是应用血管内对比剂的扫描。经静脉注入含碘有机化合物即造影剂，目前使用非离子型造影剂，快速静脉注射，使血中含碘量维持一定水平，可以发现平扫（没有向血管内注药扫描）未发现的病灶，主要用于鉴别病变为血管性或非血管性，明确纵隔病变与心脏大血管的关系，了解病变的血供情况以帮助鉴别良、恶性病变等，增加病灶的信息量，以便于对病灶定性分析甚至明确诊断。但是某些病变如肿瘤，其生长在正常的组织器官中，早期因数目少、体积小，当采用普通CT扫描时，肿瘤组织与周围的正常组织可以表现为相同或相似的密度，这样CT医生往往因无法发现病变而报告正常。但若此时再行增强扫描（指静脉注射造影剂后的扫描），病变部位可发现异常的强化现象，从而与正常的组织区分开来，这样就可以早期发现病变，及早进行科学、合理的治疗，既可以治愈疾病，又可降低治疗费用。因此，增强扫描绝非"多此一举"，应积极配合医生的检查，以免留下不可挽回的遗憾。

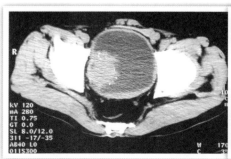
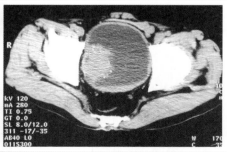

增强CT显示膀胱癌

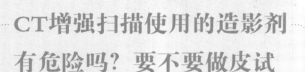

CT增强扫描使用的造影剂 有危险吗？要不要做皮试

增强CT就是在做CT前注射碘造影剂，可以提高病变显示率，使诊断更准确。静脉推入增强剂，打药以后，在CT成像的时候会把血管及其他组织分离化，由于造影剂是高渗透性的，会导致组织细胞的损伤，有过敏的情况发生，目前使用非离子型造影剂，已经很少发生过敏反应了，根据国内外各个协会的建议一般不做碘过敏试验，如果患者属于高敏状态或过敏体质，如对青霉素过敏，为了防治过敏性休克，还是要做过敏试验。另外，有急性脑外伤、脑卒中、药物过敏、哮喘、肾衰、心肺功能不全的患者、1岁以下的小儿及60岁以上老人，由于机体功能弱，增加了造影剂过敏的几率，也要慎重进行增强CT检查。排除这些例外，如果治疗情况需要，当然还是做增强CT为好，与疾病的危害相比，辐射和药剂的不良反应显然小多了。

造影剂过敏反应有哪些

造影剂不良反应的类型：(1)轻度反应：主要症状为面色潮红、发热、恶心、呕吐、局部荨麻疹等。此类反应部分属生理性，只需做相应对症处理即可缓解症状。(2)中度反应：面部水肿，反复呕吐，较重的荨麻疹；轻度喉头水肿、支气管痉挛，轻度和暂时性血压下降等。(3)重度反应：主要包括惊厥、休克、昏迷等。此类反应应及时采取抢救措施，以确保患者生命安全。

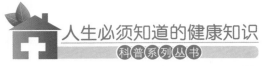
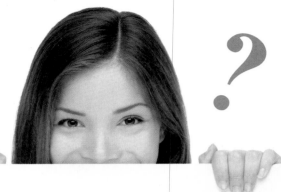

如果发生过敏反应，该怎么办

CT室应备有急救药物和器械。注射时密切观察患者反应，一旦出现不良反应，均应立即停止注射和扫描，立即采取相应的救治措施。轻、中度反应者应安排患者安静休息，视病情给予口服抗组胺药如氯苯那敏、苯海拉明等，或静脉注射地塞米松10毫克；对喉头水肿者加用地塞米松5毫克、肾上腺素1毫克做喉头喷雾；重度过敏反应者，需立即进行抢救，如扩充血容量、升压、吸氧，并立即通知相关科室参加抢救，对喉头水肿严重、窒息者应做好气管切开或气管插管的准备。

哪些人不适合做CT检查

CT检查是现在医院里最常用的检查工作，但并不是说明任何疾病都能够检查的出来，而且也不是人人都适合做这种检查，以下这些人群就不适合。

(1)碘造影剂过敏或既往有造影剂过敏及其他药物过敏的患者。(2)严重心、肝、肾功能衰竭及病情严重难以配合者。(3)重症甲状腺疾患(甲亢)。(4)糖尿病、多发性骨髓瘤、失水状态、重度脑动脉硬化及脑血管痉挛、急性胰腺炎、急性血栓性静脉炎、严重的恶病质以及其他严重病变。(5)哮喘、花粉症、荨麻疹、湿疹及其他过敏性病变。(6)心脏病变：如充血性心衰等。以上这几类人群都是不适合做CT检查的，因为会给身体留下不良反应，若使用这种检查方式，只会对身体更加不利。

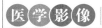

CT检查有哪些优势和不足

　　CT已较为广泛地应用于身体各部分的检查和诊断。CT检查的优点：（1）CT为无创性检查，检查方便、迅速，易为患者接受。（2）有很高的密度分辨力，密度相差5~6H的不同组织能被区分。能测出各种组织的CT值。（3）CT图像清晰，解剖关系明确。（4）CT能提供没有组织重叠的横断面图像，并可进行冠状和矢状面图像的重建。（5）用造影剂进行增强扫描，不仅提高了病变的发现率，而且有的能做定性诊断。CT扫描的限度：CT扫描虽有广泛的适应范围，但仍有限度。虽然发现病变的敏感性极高，但在定性诊断上仍有很大的限制。由于CT机测定的是物理参数，即人体组织对X线的衰减值或物理密度，医生就是根据正常组织和异常组织呈现的衰减值差异作为诊断的依据，如果衰减值无差异，再大的肿瘤也无法鉴别。可见CT扫描尽管有许多优越性，但也有其局限性，只有与其他设备、其他诊断手段相配合，才能充分发挥其作用。

如何正确看待CT检查

　　患者在看病过程中难免要做一些检查，这其中就包括X线照片和CT检查，而这两项检查都必须使用X线，因此X线对人体的损伤也是人们所关注的。X线穿透人体被人体被动吸收后，会影响人体的正常生理状态，但是是否会引起对正常人体的损害以及损害的程度有多大则取决于X线照射剂量的大小和照射时间的长短，一般来说，微量或少量X线短时间内的照射对正常人体健康并无损害。

　　X线属于射线的一种，具有辐射性。当射线照射人体全部或局部组织时，若能杀死相当数量的细胞且它们不能由细胞的增殖来补充，则这种照射可引起人类的"确定性效应"。"确定性效应"的严重程度与照射量有关，并存在一个阈照射量。低于阈照射量时，因被杀死的细胞较少，不会引起组织或器官产生可检查到的功能性损伤，在健康人中引起的损害为零。随着剂量的增大，被杀死的细胞增加，当照射

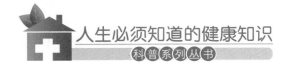

量增加到一定水平时，其损伤远超修复能力，损伤概率陡然上升到100%，这个照射量称为阈照射量。超过阈剂量后，损害的严重程度随剂量的增加而增加，即受影响的细胞愈多，功能丧失愈严重。此外，电离辐射的随机性效应被称为无剂量阈值，其有害效应的严重程度与照射量的大小无关。当电离辐射使细胞发生了改变而未被杀死，这些改变了但仍存活的体细胞繁殖出来的细胞克隆，经过长短不一的潜伏期后，可能呈现一种恶变的情况，即发致癌，此种随机性效应称为"致癌效应"。如果这种损伤发生于生殖细胞，那么，在种类与严重程度上结果发生的效应，可以多种多样，将显现在受照射者的后代身上，这种随机性效应称为"遗传效应"。总之，人体受一定量的电离辐射的照射，可导致一定程度的组织损伤，故应用电离辐射时，必须有足够的安全防护。

怎样理解CT检查结果

　　CT是一种功能齐全的病情探测仪器，它是电子计算机X线断层扫描技术简称。CT检查是根据人体不同组织对X线的吸收与透过率的不同，应用灵敏度极高的仪器对人体进行测量，然后将测量所获取的数据输入电子计算机，电子计算机对数据进行处理后，就可摄下人体被检查部位的断面或立体的图像，发现体内任何部位的细小病变，可以早期发现病变。但任何一项检查都不是万能的，CT也一样。有很多疾病CT也不能发现，如特别小的肿瘤。很多疾病能发现也不能确诊，出现"同病异影""异病同影"，还需和其他检查，如抽血化验、临床表现等相结合。

离开CT，医生将会怎样

　　影像检查在疾病的诊断和治疗中发挥了越来越重要的作用，一旦医院离开了CT，医生离开CT，真是很难想象。

CT的临床应用

为什么颅脑外伤后需要做CT检查

颅脑损伤是最常见的急诊之一，多见于机械伤和交通伤。颅脑损伤包括颅骨骨折/脑组织损伤和头皮损伤等，情况变化快，如不及时作出诊断和治疗，对患者的生存和后续治疗都会有不利影响。随着螺旋CT扫描及成像技术的提高与逐渐成熟，CT检查已成为对颅脑损伤病情、预后及确定治疗手段的重要评估依据。CT可快速观察颅脑外伤是否存在骨折、有无出血，确定病灶的部位、大小及其与颅内重要结构的相互关系。能多次反复地进行动态检查，以证实严重颅脑损伤后颅内病灶的发展情况，推断其预后并指导治疗，具有临床重要价值。颅脑损伤的CT诊断并不困难，影像表现明显，但须仔细观察，密切结合临床，对首次CT检查阴性的患者必须严密观察病程变化，提高对迟发病变的重视。

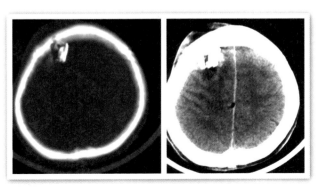

CT显示颅骨骨折

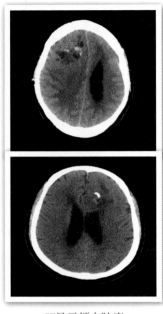

CT显示颅内肿瘤

CT诊断颅内占位性病变，有什么意义

CT检查对颅内占位性病变的诊断价值较高，方便、快捷，应用普遍，对颅内肿瘤、脓肿与肉芽肿、寄生虫病、外伤性血肿与脑损伤、脑梗死与脑出血病诊断效果好，诊断较为可靠。对颅内占位性病变与脑组织的分界、瘤体的形态、脑组织受压程度都有很好的诊断效果，增强扫描还可观察瘤体的血液供应情况，有利于对瘤体性质的判定，为临床诊断、治疗及复查提供了方便、快捷的检查手段。

发生脑中风后，做CT检查没有发现问题，这是怎么回事

脑中风是一组以脑部缺血及出血性损伤症状为主要临床表现的疾病，又称脑卒中或脑血管意外，具有极高的病死率和致残率，主要分为出血性脑中风(脑出血或蛛网膜下腔出血)和缺血性脑中风(脑梗死、脑血栓形成)两大类，以脑梗死最为常见。脑中风发病急、病死率高，是世界上最重要的致死性疾病之一。

出血性中风一般在起病3小时内做CT扫描可能会无异常发现，4~5天后脑内血肿周边开始溶解吸收，10天后小血肿已吸收不留痕迹，所以出血性中风宜在起病3小时至1周内做CT复查。一般缺血性中风在发病12小时内液化灶尚未形成，做普通CT检查无异常发现。为及早作出诊断，可在发病12小时后做CT检查。如患者出现偏瘫、语言障碍、吞咽障碍等典型中风表现，即使CT检查阴性也不排除中风

可能，宜在1周后进行复查。可见，无论是出血性中风还是缺血性中风，在发病3小时以内做CT一般会查不出病灶，12小时至1周内做CT检查才比较合适。因此，为了避免不必要的重复检查对患者造成伤害或误诊，中风患者一定要把握好做CT检查的时机。

另外，一些严重的中风患者，无论是出血性还是缺血性中风，在急性期常伴有严重脑水肿，可出现剧烈呕吐，甚至因脑水肿导致脑疝，瞳孔大小变化不定，呼吸、心跳受抑制等现象。对于这样的患者，必须先进行脱水治疗，即快速静脉滴甘露醇并静脉注射速尿，而不应该立即搬动患者去CT室检查，否则会使病情迅速加重，甚至发生意外死亡。

CT可以检查脑血管吗

脑血管病是中枢神经系统的常见病，其病死率居国内病死原因统计中的首位，严重危害人类健康，以往血管造影（DSA）被认为是诊断脑血管疾病的金标准，但此项检查具有有创性、风险大且费用高，因此有一定局限性。多层螺旋CT造影是一种安全、快速、无创性的脑内血管疾病的有效检查方法，具有很高的临床诊断价值和广阔的前景，近年来发展迅速。时间分辨率和空间分辨率空前提高，实现了大范围各向近似同性容积数据的高速连续采集，配合图像后处理功能更强的工作站，使得CTA图像质量有了很大提高，在临床上得到普及。

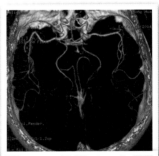
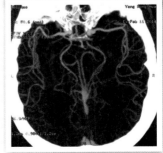

头颅CT血管成像

近段时间鼻涕带血，医生建议做CT检查，这是为什么

医生建议做CT检查主要是为了了解鼻腔内及各鼻窦内部情况，观察有无鼻咽癌、鼻窦炎、鼻息肉及鼻窦占位性病变，这些疾病可导致鼻涕带血；随着CT设备与扫描技术的发展及不断完善，CT扫描已成为鼻咽、鼻旁窦疾病的常规检查方法，通常检查是采用轴位扫描与冠状位扫描，其中轴位检查可以很好地显示鼻咽，冠状位扫描能更清楚地观察鼻旁窦的解剖位置和病理定向，能更清楚地观察鼻旁窦以及与其相关的鼻侧壁和咽部区域的病变，有利于临床医生选择手术入路。

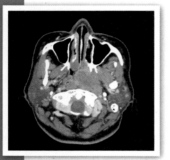

CT显示鼻咽癌

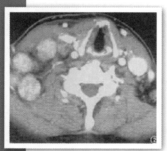

CT显示颈部多发占位

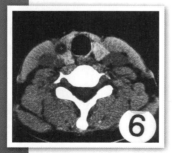

右甲状腺囊肿

颈部出现包块，CT检查有用吗

CT检查是有用的，局部肿块包括甲状腺舌导管囊肿、异位甲状腺肿、甲状腺肿、颈部淋巴结肿大、鳃裂囊肿、囊性水瘤、皮样囊肿、腮腺肿瘤、神经纤维瘤或神经鞘瘤、颈动脉体瘤、涎腺肿瘤等。CT颈部扫描可见观察包块的实际大小，明确准确位置，了解包块内部成分，与周围组织的关系以及周围淋巴结情况，为临床诊断提供大量影像学资料，尤其颈部增强扫描以及颈部血管成像扫描，对包块性质的判定、血供情况、与血管的关系，有着重要的临床价值，为临床手术提供更丰富的影像支持。

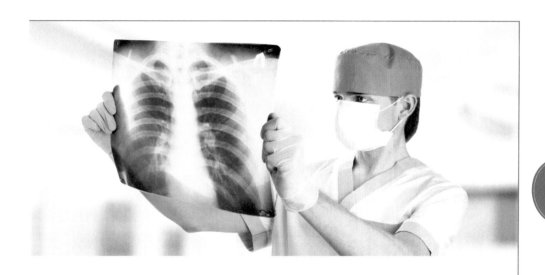

为什么做胸片检查后，还要做胸部CT检查

　　因为胸片只能了解胸部大概情况，虽然胸片有较好的空间分辨率，但是CT较好的密度分辨率对小病灶或早期病变的发现较X线胸片敏感，胸部CT检查对于不同病例在发现病变、定位诊断和定性诊断上都可能是X线检查有价值的补充，如发现肺部小的病灶或者早期病变，靠近胸膜缘或位于特殊部位的病灶；位于肺尖、肺门及靠近纵隔、心缘和心后的病灶，近胸膜的小结节及位于气管、支气管腔内的病灶。这些部位的病灶易被正常结构所掩盖，X线胸片无法发现而易漏诊。CT解决了这些难题，可发现轻度弥漫性肺间质性病变和较小的转移瘤及小结节病变。高分辨CT扫描可以发现胸片不能显示的小叶中心结节、小叶间隔增厚、小叶内间质增厚的网状影，为这些弥漫性间质性病变的诊断提供重要依据。尤其是轻度支气管扩张的患者，常规胸片难以确诊，高分辨CT解决了这一难题，已成为呼吸疾病诊断的重要手段。主要用于如下几个方面：鉴别肿块为实性、液性、脂肪性、血管性，了解肿块的内部结构及边缘的微细变化，鉴别肿块的性质，了解肺内粟粒型病灶的分布与数目；显示肺大疱、局限性轻度肺气肿等轻微改变；显示网状影、线状影、

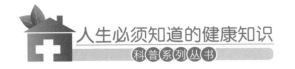

蜂窝状影，鉴别间质性病变；显示支气管的扩张，气管及支气管腔内狭窄或梗阻，支气管阻塞征象；鉴别纵隔内外病变、胸膜内外病变、横膈上下病变；显示肺内病变对纵隔或胸膜的侵犯；显示纵隔内及肺门部淋巴结肿大，了解淋巴结有无钙化，心影后及后肋膈角等部位的隐匿性病灶；应用高分辨率检查显示肺内细微病变的轮廓，增强检查还可了解病变的血供情况，为肿瘤的性质判定提供重要信息，而且还可以观察是否存在纵隔或肋骨转移情况。

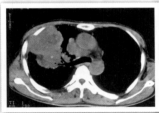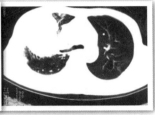

CT显示肺癌

为什么做了CT检查后，医生还要我做一次增强扫描

　　CT虽然具有很高的密度分辨率，但很多病变在CT平扫图像上由于病灶与所处器官之间没有明显的密度差异，CT平扫不能显示出病灶或肿瘤的大小和形态，需要经静脉注射对比剂后的增强CT扫描，这样人为地增加了病变与正常器官之间的密度差异，就可以清楚地发现CT平扫不能显示的等密度病灶或小肿瘤。CT使用40年的实践证明，脑、肝、胰、脾、肾等实质脏器内的小病灶尤其是实质性占位，在平扫图像上呈等密度的例子比比皆是，单纯靠平扫难免有漏诊情况，因此，凡是怀疑实质性器官肿瘤，需要先做CT平扫，再作增强就不会漏掉等密度的肿瘤。凡是怀疑脑肿瘤、脑血管畸形、炎症，肺肿瘤、纵隔肿瘤，心脑血管病变，全身外周血管病变（阻塞或出血），肝、胆、胰、脾、肾、膀胱、前列腺、子宫、卵巢以及胃肠道的肿瘤性病变都需要先做CT平扫，再做增强扫描。CT增强扫描可提高良、恶性肿瘤性病变的定性诊断能力。CT平扫不仅检出率低，而且对病灶的定性和鉴别能力也是有限的，动态

增强扫描根据病灶增强的有无、程度和增强方式或类型可以提高对病灶的定性能力，对典型病例不难作出定性诊断。尤其可以明显提高肿瘤分期的准确性，对肿瘤进行分期、判断肿瘤手术切除的可能性。

　　另外还可以鉴别血管和肿大淋巴结，对于血管性病变的诊断和显示，动态增强扫描更是必不可少；对血管性和非血管性病变的鉴别，增强扫描同样很重要，如血管和小的淋巴结的鉴别是一个明显的例子。肺门、颈部、盆腔等部位的淋巴结与血管的鉴别在图像上常常遇到困难，通过增强扫描，浓度高的血管与强化不明显的淋巴结之间密度差异增大，很容易区别。因此，在日常工作中，CT增强扫描是必需的，也是必不可少的。

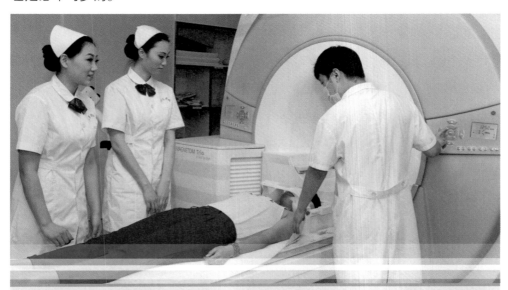

CT：现代医学的"齐天大圣"

腹部CT能检查什么

　　进行腹部CT检查的目的是为了了解腹腔脏器有没有感染性疾病，如：炎症、结核、脓肿等；有没有占位，如良、恶性肿瘤、转移性肿瘤等；有没有畸形、结石、梗阻、穿孔、积液等。

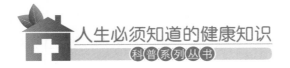

腹部CT检查有什么要求

不合宜人群：严重心、肾衰竭患者和对比剂过敏的患者。

检查前禁忌：(1)检查前，禁食4小时，最好前一天晚上起空腹。(2)下腹部CT检查于前一天晚上8点、10点、检查当天6点、8点各服用造影剂200~300毫升。待膀胱充盈后方可进行检查。(3)造影剂的服用方法和服用时间放射科工作人员会向患者作细致交代。(4)需要增强扫描的患者，请家属在同意接受碘造影剂检查说明书上签字。有药物过敏史，心、肝、肾功能不全病史者请主动告知医务人员，以防意外发生。

(5)检查前须将详细病史及各种检查结果告知CT医师，如有自己保存的X线片、磁共振片和以前的CT片等资料需交给CT医生参考。(6)要向医生说明有无药物过敏情况，是否患有哮喘等过敏性疾病。(7)去除检查部位衣物包括带有金属物质的内衣和各种物品：如头饰、发夹、耳环、项链、玉佩、钱币、皮带和钥匙等。(8)1周内不服含重金属的药物，不作胃肠钡剂检查。已做钡剂检查的患者，须待钡剂排空后;急于作CT检查者，应在给予清洁灌肠或口服缓泻药使钡剂排完后，再行CT检查。

检查时要求：(1)检查时听从技术人员的指导，保持体位不动，配合检查进行平静呼吸、屏气、不吞口水、不眨眼睛等。(2)遵从医嘱，定时、定量地将对比剂喝完。(3)CT机上配有对讲机，在检查中如有不适，或发生异常情况，应立即告知医生。

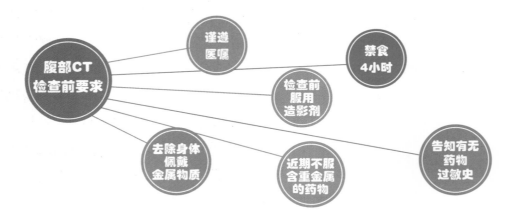

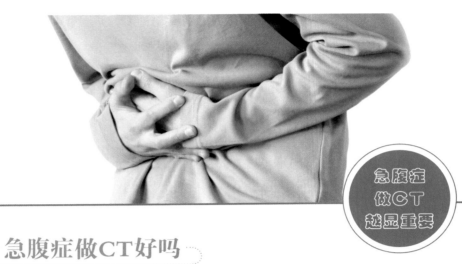

急腹症
做CT
越显重要

CT 现代医学的
齐天大圣

急腹症做CT好吗

　　急腹症是以剧烈发作的腹痛为特征需要急诊内科或外科处理的一组临床综合征，及时正确的诊断可减少并发症和死亡率。影像学检查是诊断急腹症的重要手段。腹部X线透视和腹部平片是常用的检查方法，对消化道穿孔、肠梗阻和泌尿系结石十分有用。对肝胆及盆腔病变，超声是常用的方法。近年来，CT扫描对急腹症诊断越显重要，特别是螺旋CT的广泛应用使CT的诊断准确性有了进一步提高。螺旋CT扫描速度快，检查时间短，一次扫描的检查脏器多，能进行多平面重建及最大密度重建而获得多种图像，使病变征象显示更清楚，对病变诊断的特异性高，螺旋CT在常见急腹症诊断中的优势有：一是对胰腺炎的诊断。螺旋CT诊断胰腺炎的准确性极高，它不仅能准确判定胰腺肿大程度，而且能发现胰腺内出血或坏死以及炎症对邻近脏器的浸润，且能清晰地显示胰腺炎的并发症，对指导临床治疗及评价预后起着重要作用。二是对胆囊炎、胆道结石的诊断。胆囊炎的CT表现为胆囊增大、壁增厚、胆囊周围积液，CT检查还能发现胆囊内结石的存在。在诊断胆道结石方面，CT检查不仅能显示胆管结石的部位，而且能清晰显示扩张的胆管及其是否有胰腺炎等并发症。通过二维、三维重建能更直观地显示结石的大小、位置、胆道扩张程度及与周围脏器的关系，有利于整体观察病变情况。它能准确地判断出胆道内的气体灶及结石影。在胆道疾病的诊断中，超声亦是很好的检查方法，但超声下有时无法对胆道内的气体灶及结石进行鉴别。三是对阑尾炎的诊断。阑尾炎是最常见的急腹症，虽然大多数患者根据病史、体征及实验室检查可获得正确诊断，但仍有20%~33%的患者由于症状不典型使诊断不明确，通过采用对比剂灌肠和/或口服对比剂，局限于阑尾的薄层扫描（层厚5毫米，螺距5毫米），能清晰显示肿大的阑尾、阑尾周围炎、阑尾周围脓肿及盲肠的异常，大大提高了对阑尾炎的正确诊断。四是对肠梗阻的诊断。腹部平片有重要价值，能根据膈下游离气体作出胃肠道穿孔的诊断，根据胃肠道积气、积液、液平面的出现情况而判定有无肠梗阻，但它不能明确梗阻原因，而螺旋CT扫描，结合多平面重建，能显示扩张肠管、萎缩肠管及移行段。能判定梗阻是否存在，梗阻水平、原因和程度，是单纯梗阻还是闭伴性梗阻，是否存在绞窄或缺血。

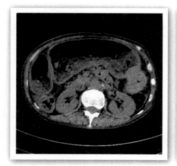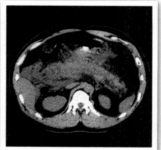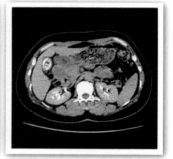

腹部CT显示胆囊结石、胰腺炎

CT能诊断胃肠道肿瘤吗

随着螺旋CT扫描速度的提高及图像后处理软件的升级，1994年提出了CT仿真内窥镜技术（CT virtual endoscopy, CTVE），随后胃肠螺旋CT的三维成像及临床应用成为研究的热点之一。胃肠的螺旋CT检查包括螺旋CT平扫、增强扫描及螺旋CT三维成像技术。三维成像根据设定CT域值的不同，可分别获得胃肠道的CTVE、空气投影成像（air cast image, ACI）和模拟管腔（pseudo tract）等不同的三维图像。利用剪切功能对模拟管腔图像进行不同角度的切割观察，可获得胃肠道的多方位剖面图像。上述技术相互结合，才能充分发挥螺旋CT对胃肠道肿瘤的诊断功能。

对于胃的专项检查，口服水螺旋CT平扫及多期增强扫描简便易行，仍发挥着主导作用。三维成像由于要求扫描技术严格，X线管的负荷及患者的经济负担过重，尚处于临床应用研究的初级阶段。

小肠走行迂曲，充盈对比剂困难，小肠CTVE的应用未取得突破性进展，目前小肠的螺旋CT检查采用低张口服水增强扫描。

CTVE最适宜于大肠和胃，在胃肠螺旋CT的三维成像中，大肠三维成像技术目前最为成熟；螺旋CT大肠空气造影已成为检查大肠病变的有效方法。对经其他影像学检查已确诊的大肠癌进行疗前分期，宜采用低张水灌肠螺旋CT增强扫描；如果怀疑大肠病变，且狭窄较显著，为明确定位与分型，可采用CTVE、ACI等三维成像方法。

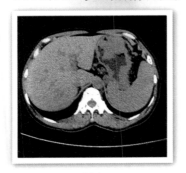

胃癌

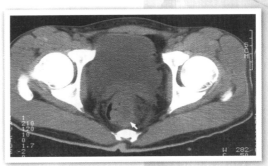

结肠癌

什么是肝囊肿

肝囊肿通俗点说就是肝脏中的"水泡"。绝大多数的肝囊肿都是先天性的，即因先天发育的某些异常导致形成了肝囊肿。后天性的因素少有，如在牧区，若人们染上了包囊虫病，在肝脏中便会产生寄生虫性囊肿。外伤、炎症，甚至肿瘤也可以引起肝囊肿。囊肿可以是单发的，只一个，小至0.2厘米；也可以多到十来个、几十个，甚至也可有一个大至几十厘米的。多发性肝囊肿患者有时还合并其他内脏的囊肿，如伴发肾囊肿、肺囊肿及偶有胰囊肿、脾囊肿等。

多囊肝的囊肿可满布肝脏，有些患者常以上腹肿块为首发症状，终末期出现腹水、门脉高压等肝功能不全的症候。肝囊肿一般是没有症状的。当囊肿长大到一定程度，可能会压迫胃肠道而引起症状，如上腹不适饱胀；也有因囊肿继发细菌感染而有腹痛、发热的。随着影像诊断学的发展及普及，CT对肝囊肿的检出率可达98%，所以发现本症的不少。在人们的心目中，囊肿是在肝脏上面长出来的一个肿瘤，尽管没有多大的症状，也很不放心，会不会变肝癌呢？肝囊肿常见的并发症是破裂出血、细菌感染、瘘及穿透，而罕见癌变。先天性肝囊肿是绝对不会癌变的。

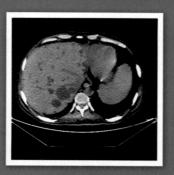

CT显示多发肝囊肿

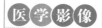

什么是肝血管瘤

　　肝血管瘤是一种较为常见的肝脏良性肿瘤，临床上以海绵状血管瘤最多见，肝血管瘤的发生是先天性肝脏末梢血管畸形所致，在胚胎发育过程中由于肝血管发育异常，引起血管内皮细胞异常增生形成肝血管瘤，女性青春期、怀孕、口服避孕药等可使血管瘤的生长速度加快，目前认为雌性激素可能是血管瘤的一种致病因素。增强CT，肝血管瘤呈渐进性强化，对肝脏血管瘤的检出率非常高，是一项很重要的检查手段。

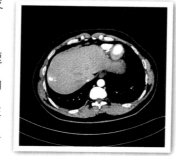

肝血管瘤

CT 现代医学的：齐天大圣：

什么是胰腺占位性病变

　　胰腺占位性病变包括良性和恶性，良性有胰腺囊肿、胰腺假性囊肿、黏液性囊腺瘤、浆液性囊腺瘤等；恶性有胰腺癌、黏液性囊腺瘤、浆液性囊腺瘤等；另外，在胰腺囊性肿瘤中包含良性、临界性和恶性之分。目前认为，胰腺癌仍是恶性度最高的肿瘤之一，其死亡率极高，因此对不明原因的上腹痛、黄疸、上腹包块、体重下降的高危人群及时进行胰腺检查是十分必要的。CT检查对胰腺癌的确诊率是86%~97%，但3厘米以下的小胰腺癌检出率较低，仅46%。对胰腺囊性肿瘤及囊肿的检查，其诊断率达90%以上。螺旋薄层CT检查的优点是能较好地显示胰腺肿瘤的扩散、淋巴结转移和鉴别实质性病变和囊性病变以及识别胰腺慢性的器质性改变。

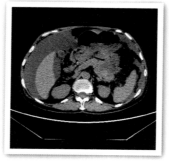

胰腺癌伴腹水

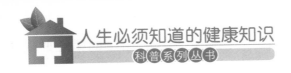

前列腺肥大做CT检查有用吗

前列腺增生是中老年男性的多发病，一般经过前列腺超声的检查可以发现，并可以通过测量前列腺的大小、分析前列腺的密度来判断前列腺增生的程度，一般不需要CT检查。前列腺CT可用于良性前列腺增生术前评价和非外科手术治疗后大小的随访，特别是考虑前列腺增生并发其他前列腺疾病时，CT检查常可以帮助明确诊断。CT检查能显示前列腺内部密度差别、大小、邻近组织情况，有很好的诊断意义，但并不是所有的前列腺疾病都需要进行CT检查。

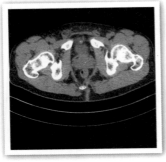

前列腺钙化

怀疑腰椎间盘突出，做CT检查好吗

CT诊断腰骶椎椎间盘突出的准确率超过90%，CT扫描已经成为诊断腰椎间盘突出的重要手段之一。高分辨薄层CT扫描能清楚地显示腰椎各横断面的骨性及软组织结构，可直接显示椎间盘突出的位置、大小、形态及与周围结构的关系等。

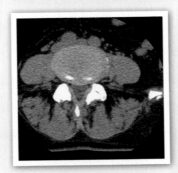

腰椎间盘突出

怀疑颈椎病，做CT检查好吗

颈椎病是继发于椎间盘退变的一种常见病，常表现为椎间盘突出、椎体边缘及小关节肥大、增生、横突孔变小，导致脊髓与神经根和椎动脉受压，形成如脊髓型、神经根型及椎动脉型颈椎病；CT扫描可清楚地显示椎体、椎间盘及椎管内结构，便于测量椎管及双侧隐窝的大小，确定椎管狭窄的程度，提高诊断的敏感性和准确性。这对颈椎病的分型和临床治疗提供了很大的帮助。

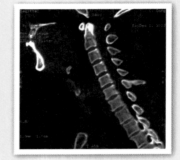

CT显示颈椎病

CT 现代医学的
：齐天大圣：

一般四肢病变选用X线检查，为什么还要做CT检查

四肢病变包括骨折、骨肿瘤、骨囊肿、骨关节病等，CT拥有非常好的密度分辨率，在显示四肢病变的正向上有突出的优势，尤其是近年来出现的新一代多排螺旋CT，扫描速度快且具有先进的后处理技术，能以任意角度重建图像，在四肢病变的显示上表现出更大的优势。能够准确地显示骨改变（破坏、增生、硬化）及病灶的边界。即使脊柱、颅底、骨盆等结构复杂部位的较小肿瘤也能明确显示；能准确显示病灶内有大小不一的钙化，即使较细微的钙化也能明确显示。随着多排螺旋CT的普及，CT在四肢病变诊断中的作用将越来越受到重视。

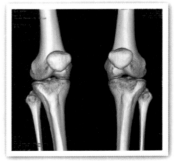

三维重建显示膝关节

为什么有些医院CT不能检查冠状动脉

因为开展CT冠状动脉检查对医院的设备要求比较高，如目前必须在64排以上的螺旋CT才能保证冠脉CT成像的成功，这些并不是每个医院都能达到的，此外对相关医务人员的冠脉成像及诊断认识水平都有很高的要求，所以全面普及冠脉CTA还是不太现实的。

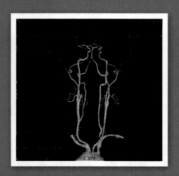

颈动脉CTA

CT可以检查血管病变吗？有什么优势和不足

CT血管成像（CTA）作为一种新的快速、简便、非损伤性血管成像技术，已在大动脉疾病诊断中积累了丰富的临床应用经验；其优势体现在这样几个方面：（1）空间分辨率有明显的提高，层厚可达到0.625毫米，层间隔达0.3毫米；（2）时间分辨率明显提高，有效缩短了扫描时间；（3）对比分辨率更佳，高速扫描保证了造影剂团注(bolus)的效果，尽可能地拉开了所要显示的血管与不需要显示的结构之间的密度差；

局限性表现在CT血管造影对于扫描技术有较高要求：（1）扫描层厚要薄，图像的空间分辨率才高，便于颈部细微血管的显示；（2）扫描速度快，才能保证在颈部动脉峰值期内完成扫描，重建图像质量最佳；（3）延迟时间至关重要，以确保动脉内造影剂处于峰值期内。

冠脉CT检查有什么要求

　　第一，检查前须将详细病史及各种检查结果告知CT医生，如果有自己保存的X线片等资料需交给CT医生以供参考。第二，要向医生说明患者有无药物过敏情况，是否患有哮喘、荨麻疹等过敏性疾病，以使医生注意防止造影剂过敏等危险情况。第三，去除检查部位衣物包括带有金属物质的内衣和各种物品，如头饰、发夹、耳环、项链、钱币、皮带和钥匙等，因为金属会产生伪影，影响诊断。第四，检查前禁食4小时；前2天内不服泻剂，少食水果、蔬菜、豆制品等多渣、易产气的食物。第五，检查时听从技术人员的指导，如保持体位不动，配合检查进行平静呼吸、屏气等。第六，安装心电监护仪电极：心电门控必须在患者前胸安装电极，保证扫描与心动周期同步，为确保电极与皮肤连接能有效，患者放置电极处的皮肤应保持干燥、清洁，粘贴好电极后，应避免手臂移动时导致电极移位。心电监护仪默认显示Ⅱ导联的信号，有时Ⅱ导联的信号可能会较弱，除调整监护仪的设置外，也可改用Ⅰ导联或Ⅲ导联的信号。第七，呼吸训练：连接心电图导线后对患者进行屏气训练，通常为平静吸气后屏气，虽然冠脉的扫描时间为5秒左右，但为了获得稳定的心律和心率，通常在患者屏气后5秒钟开始扫描，这样患者的实际屏气时间为10秒左右。因此在进行呼吸训练时要对患者进行超过10秒的屏气训练，在训练时注意观察患者的心律及心率变化，如果患者的心率变化在10秒内超过5次，会影响扫描与重建，此时可以进行纯氧吸入（2~4升/分钟），5秒后进行同样的训练，心率常可维持稳定。没有吸氧设备时，可采用深度换气法，即让患者深吸气，然后深呼气，重复两次后屏住气，此法亦能有效减少患者扫描中的心率波动。第八，CT机上配有对讲机，在检查中如有不适或发生异常情况，应立即告知医生。

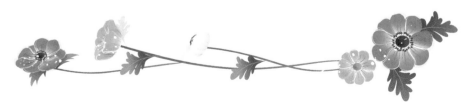

怎么理解冠脉CT检查结果

　　冠脉CT对冠状动脉节段的可评估率可达到96.6%，所以冠状动脉CT对冠状动脉狭窄性病变的阴性诊断具有较强的可靠性，可用于冠心病的临床筛查和诊断，同时借助冠状动脉CT的诊断结果与CAG黄金标准的诊断价值呈显著相关和高度一致性，可用于冠心病的临床诊断和危险分层评估，并且该方法具有诊断费用低、无创、安全、准确等特点，适合冠心病高危人群的普查筛选、冠状动脉支架及冠状动脉旁路术后复查。随着扫描技术的进一步成熟、软件功能的拓展及斑块影像的研究，冠脉CT将成为无创性检查冠状动脉的重要手段。

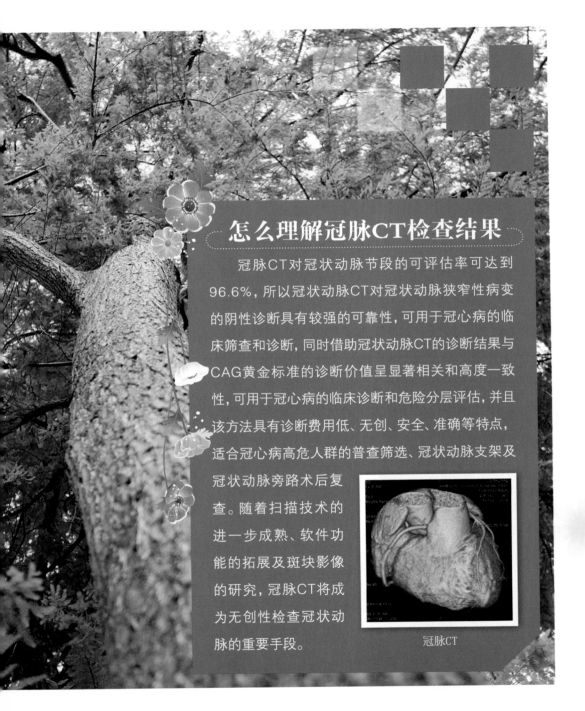

冠脉CT

为什么CT检查后，医生建议做CT引导下穿刺活检

影像诊断有肯定性诊断、可能性诊断、描述性诊断。描述性诊断CT只能定位不能定性，所以有时建议在CT引导下穿刺活检。因为CT可以给出三维重建图像，用于引导穿刺，可以大大提高靠近血管或者是重要器官的那部分病变的安全性，所以还是非常准确的。CT引导只是给出了病变的角度、深度和方向，真正穿刺还是要靠人、靠医生的技术、手去穿刺，所以叫徒手穿刺，也就是说在CT给出角度和深度的数值以后，医生就根据自己的经验进行穿刺，为了减少穿刺的误差，通常分两个方向穿刺，一个是垂直穿刺，一个是水平穿刺，从侧面进行水平穿刺比较容易掌握，在水平和垂直之间的90度范围之内的角度掌握起来就比较困难。对于特别小的病灶，这种经验性的穿刺就不是十分准确。

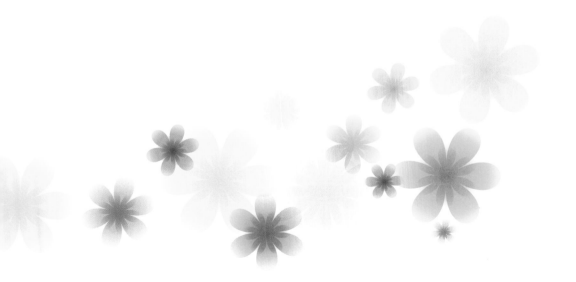

（本章编者：王贵生　陈晓霞　崔晓明　赵国全　崔鹏）

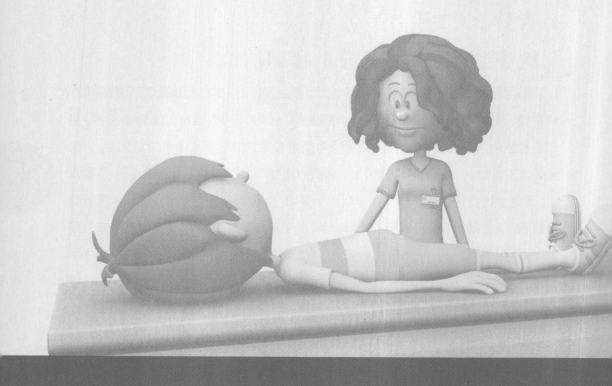

CIGONGZHEN CHENGXIANG
YINGXIANG YIXUE DE QIPA

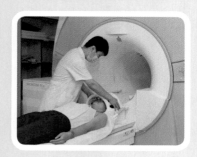 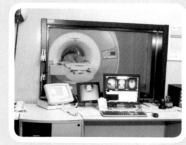 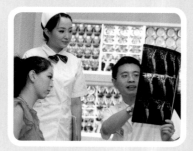

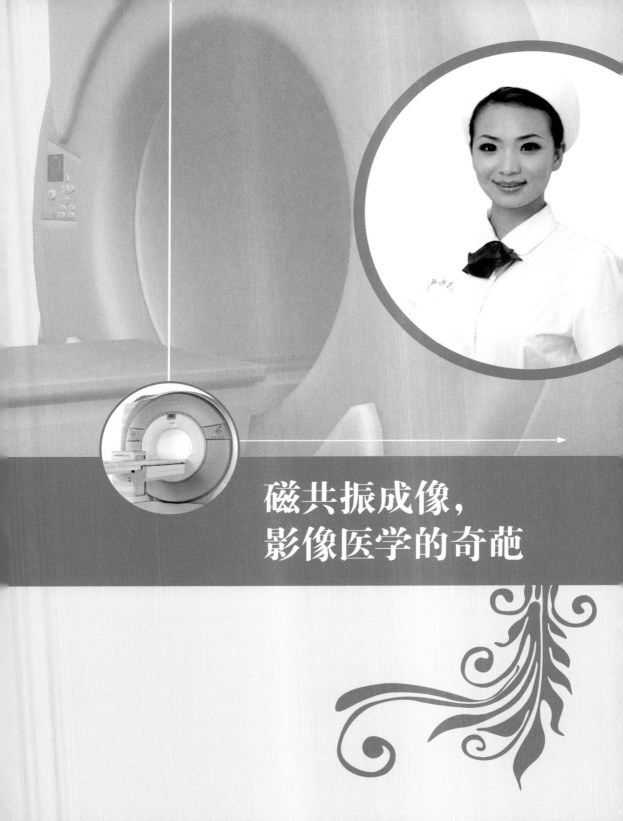

磁共振成像，
影像医学的奇葩

磁共振成像的 基础知识篇

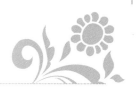

什么是磁共振

　　磁共振成像（Magnetie Resonance Imaging, MRI）是继CT之后医学影像诊断技术的又一重大进展。它的基本原理来自于1946年美国学者Bloch和Purcell的发现：在外磁场的作用下，某些绕主磁场（外磁场）进动的自旋的质子（主要是氢质子）在短暂的射频脉冲作用下，进动角增大。质子就像我们小时候玩的陀螺一样，体内有无数个质子，就像无数个小陀螺，正常的时候它是平行于主磁场在旋转，你用鞭子抽它几下，相当于射频脉冲，陀螺的旋转就会逐渐成一个锥形。当射频脉冲停止后，也就是你不用鞭子抽它，那些质子又会逐渐恢复到原来的状态，相当于陀螺慢慢又恢复到平行于主磁场的方向，并同时释放出电波，这一物理现象被称为核磁共振。质子（陀螺）释放的信号被天线接收以后，经过复杂的计算，就可以形成图像，这就是磁共振成像。Bloch和Purcell因这一贡献而获得1952年的诺贝尔物理奖。时隔27年后，英国学者Lauterbur利用这一原理，通过在主磁场中附加一个梯度磁场，并逐点诱发磁共振无线电波，然后经过复杂的计算机处理与重建，获得一幅二维的磁共振图像。此后，又经过五年的研究，1978年5月28日，英国诺丁汉大学和阿伯丁大学的物理学家们终于获得了第一幅人体头部的磁共振图像。今天，随着计算机技术、电子技术和超导技术的飞速发展，MRI技术亦日臻成熟与完善，其应用范围也已从头部扩展到全身，从而使我们对许多疑难病变的诊断与鉴别成为可能。

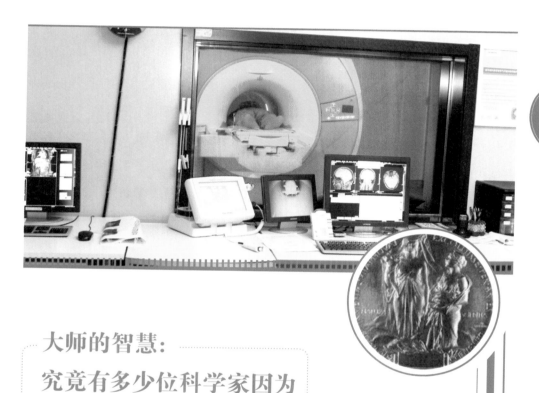

大师的智慧:
究竟有多少位科学家因为
磁共振成像而获诺贝尔奖

核磁共振（NMR, nuclear magnetic resonance ）作为医学影像应用上的一项创举，迄今为止相关研究成果已获得5次诺贝尔奖。

第1次，美国科学家Rabi因为发明了研究气态原子核磁性的共振方法，获1944年诺贝尔物理学奖。

第2次，美国科学家Bloch（用感应法）和Purcell（用吸收法）分别独立地发现宏观核磁共振现象，因此获1952年诺贝尔物理学奖。

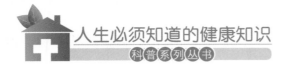
第3次，瑞士科学家Ernst因对NMR波谱方法、傅里叶变换、二维谱技术的杰出贡献，获得了1991年诺贝尔化学奖。

第4次，瑞士核磁共振波谱学家Kurt Wüthrich，由于用多维NMR技术在测定溶液中蛋白质结构的三维构象方面的开创性研究，获2002年诺贝尔化学奖。同获此奖的还有一名美国科学家和一名日本科学家。

第5次，美国科学家Paul Lauterbur于1973年发明在静磁场中使用梯度场，能够获得磁共振信号的位置，从而可以得到物体的二维图像；英国科学家Peter Mansfield进一步发展了使用梯度场的方法，指出磁共振信号可以用数学方法精确描述，从而使磁共振成像技术成为可能，他发展的快速成像方法为医学磁共振成像临床诊断打下了基础。他们二人因在磁共振成像技术方面的突破性成就，共同获得2003年诺贝尔医学奖。

为什么说磁共振是氢原子成像（氢原子的神秘舞蹈）

因为只有质子或中子是奇数的原子才能在自旋过程中产生自旋磁动量，也称核磁矩，核磁矩的大小是原子核的固有特性，它决定MRI信号的敏感性。氢的原子核最简单，只有单一的质子，故具有最强的磁矩，最易受外来磁场的影响，并且氢质子在人体内分布最广、含量最高，因此医用MRI均选用氢原子为靶原子核。

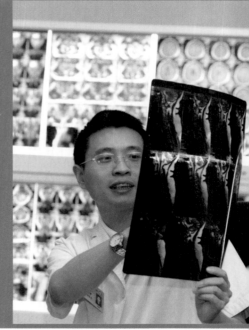

人进入磁体后是如何产生图像的

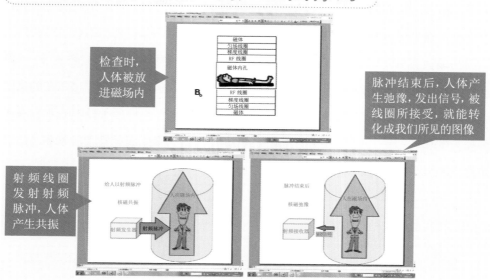

检查时，人体被放进磁场内

射频线圈发射射频脉冲，人体产生共振

脉冲结束后，人体产生弛豫，发出信号，被线圈所接受，就能转化成我们所见的图像

磁共振成像，影像医学的奇葩

磁共振成像的特点

MRI与CT扫描一样，都是获得断面解剖图像，但由于成像原理不同，MRI无放射线，也就没有CT和X线检查均存在的电离辐射对人体组织细胞的损害；同时现代MRI扫描技术使我们不仅能任意选择平面和方向，而且可以通过选择不同的扫描序列和参数获得大量反映体内正常组织和各种病变的信息，从而在病变的准确定位、病变性质的判断上远优于包括CT在内的各种检查技术。对于一些过去缺乏有效检查

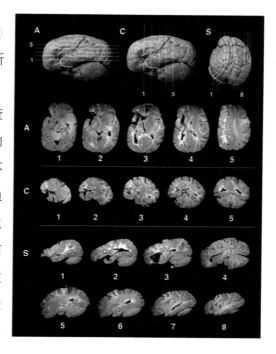

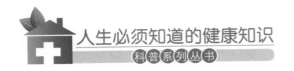
手段的组织器官,如脊柱的椎体骨质破坏、椎间盘的损伤、退行性病变及椎间盘突出等,通过磁共振成像便能很容易地作出早期诊断。对于心血管系统疾病的检查,由于磁共振血管成像技术(MRA)日益广泛地应用于临床,已部分取代了过去对人体创伤较大且有一定危险的心血管造影检查。而对于中枢神经系统、膝关节、四肢及软组织病变的检查,MRI明显优于目前的其他检查手段。实践表明,MRI在肿瘤的诊断与鉴别,手术方案、放射治疗计划、化疗方案的制定,治疗后长期随诊观察有无肿瘤复发和转移等方面均起着十分重要的作用,已成为临床医师诊治肿瘤患者所必不可少的影像检查手段之一。

磁共振有什么优点

与1901年获得诺贝尔物理学奖的普通X射线或1979年获得诺贝尔医学奖的计算机体层成像(computerized tomography, CT)相比,磁共振成像的最大优点是它是目前少有的对人体没有任何伤害的安全、快速、准确的临床诊断方法。如今全球每年至少

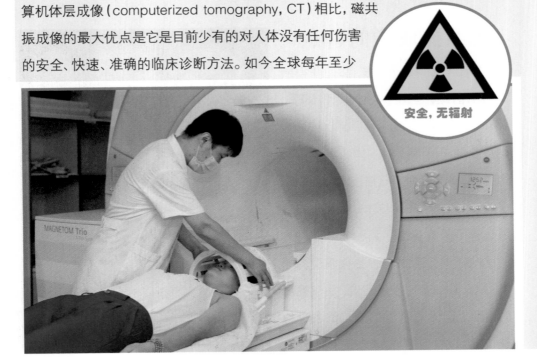

安全,无辐射

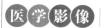

有6000万病例利用磁共振成像技术进行检查。其优点具体说来有以下几点：

（1）对人体没有电离辐射损伤，磁共振相当于一个大磁铁，然后把人放到磁铁里面，然后有一个线圈发射一些电波，再通过一个收音机一样的装置接收人体产生的电波，就能形成图像，所以整个检查没有任何电离辐射。虽然磁共振以前也叫核磁共振，但和核辐射其实没有任何关系，所以现在不叫核磁共振了，就叫磁共振，就是为了避免大家误解。

（2）各种参数都可以用来成像。多个成像参数能提供丰富的诊断信息，不仅可以诊断各种疾病，还能方便、有效的研究人体内代谢和功能。例如肝炎和肝硬化的T2值变大，而肝癌的T2值更大，利用T2加权图像，可区别肝部良性肿瘤与恶性肿瘤。

（3）通过调节磁场可自由选择所需剖面。能得到其他成像技术所不能接近或难以接近部位的图像。对于椎间盘和脊髓，可作矢状面、冠状面、横断面成像，清楚地看到神经根、脊髓和神经节等。能获得脑和脊髓的立体图像，不像CT只能获取与人体长轴垂直的剖面图，其他方向的剖面图都是通过重建获得的。磁共振所有方向的剖面都可以直接扫描获得。

（4）通过血流的流动增强效应，对于头颈部的血管，不需要注射任何造影剂，就可以清晰地显示动脉、静脉等。对于腹部、四肢的血管，也仅需静脉注射少量造影剂（仅需10～20毫升）就能观察动脉、静脉等不同的血管。

（5）能诊断心脏病变，不仅可以清楚地看到心脏的大小、形状，还能观察有无心肌梗死、坏死，长没长肿瘤，有没有心包积液等。

（6）对软组织有极好的分辨力。可以非常清楚地区别脑里面的各种结构，也能分辨肌肉、血管、神经等。对膀胱、直肠、子宫、阴道、骨、关节、肌肉等部位的检查优于CT。

（7）原则上所有自旋不为零的核元素都可以用以成像，例如氢（^1H）、碳（^{13}C）、氮（^{14}N和^{15}N）、磷（^{31}P）等，但是我们现在最常用的还是氢（^1H）成像。

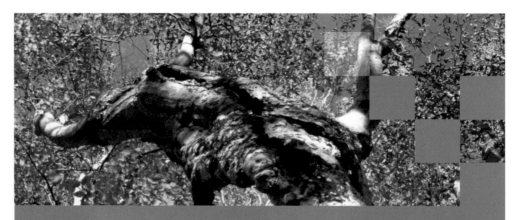

MRI的缺点及可能存在的危害

虽然MRI对患者没有致命性的损伤，但还是给患者带来了一些不适感。在MRI诊断前应当采取必要的措施，以把这种负面影响降到最低限度。

其缺点主要有：

（1）和CT一样，MRI也是解剖性影像诊断，很多病变单凭磁共振检查仍难以确诊，不像内窥镜可同时获得影像和病理两方面的诊断；

（2）对肺部的检查并不优于X射线或CT检查，但费用要高昂得多；

（3）对胃肠道的病变不如内窥镜检查；

（4）扫描时间相对较长，检查时间根据检查部位不同，从几分钟到十几分钟不等，空间分辨力不够理想，对一些细小结构的显示还是稍差；

（5）由于强磁场的原因，MRI对诸如体内有磁金属或起搏器的特殊患者却不能应用，因为起搏器在磁共振检查室内可能受磁场影响而停止工作，这对患者来说就是致命的。一些铁磁性物体比如钢针、弹片受磁场吸引，可能在体内发生移位，这也非常危险。

缺点　危害

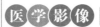

MRI系统可能对人体造成伤害的因素

主要包括以下几个方面。

（1）强静磁场：在有铁磁性物质存在的情况下，不论是埋植在患者体内还是在磁场范围内，都可能是危险因素。

（2）随时间变化的梯度场：可在受试者体内诱导产生电场而兴奋神经或肌肉。外周神经兴奋是梯度场安全的上限指标。在足够强度下，可以产生外周神经兴奋（如刺痛或叩击感），甚至引起心脏兴奋或心室震颤。

（3）射频场（RF）的致热效应：在MRI聚焦或测量过程中所用到的大角度射频场发射，其电磁能量在患者组织内转化成热能，使组织温度升高。所以一些发烧的患者做磁共振需要注意。RF的致热效应需要进一步探讨，临床扫描仪对于射频能量有所谓"特定吸收率"（specific absorption rate, SAR）的限制。

（4）噪声：MRI运行过程中产生的各种噪声，可能使某些患者的听力受到损伤，但现在一般检查时都佩戴专用的耳机来保护听力。

（5）造影剂的毒不良反应：目前使用的造影剂主要为含钆的化合物，不良反应发生率在2%~4%。但主要是一些发热、皮肤红斑等轻度过敏反应，严重的过敏反应如心跳停止等极其罕见，而且大部分都发生于身体比较虚弱或有肾功能不全的患者。

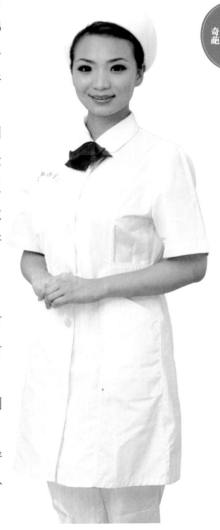

磁共振成像，影像医学的奇葩

磁共振成像的临床应用

磁共振可以进行全身检查吗

　　磁共振可以进行全身各器官的检查，但如果一次检查完全身时，所需时间很长，患者无法耐受。另外也没有一次检查一个部位的检查效果好，所以还是应该术前确定检查的重点。

　　磁共振反映的主要是内部脏器形态和结构的改变，比如占位性疾病、炎症、缺血、出血等，效果较好。简单地说就是让我们眼睛可以看见身体的内部结构，它相当于一个透视眼，当然比X线透视更加准确。但有些疾病的器官形态没有改变，仅仅是功能的改变，比如内分泌系统疾病——糖尿病、甲亢，血液系统疾病等磁共振诊断效果就不好，所以磁共振检测并不是万能的。

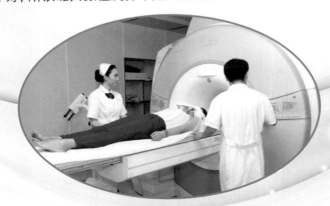

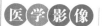
脑子里的哪些疾病可以用磁共振检查

　　磁共振对头部疾病的检查是现在所有影像检查中效果最好的。可以发现如脑梗死、脑肿瘤、炎症、变性病、先天畸形、外伤等，是磁共振技术应用最早的人体系统。目前已积累了丰富的经验，对病变的定位、定性诊断较为准确、及时，可发现早期病变。可以进行普通扫描、弥散及灌注扫描（早期发现脑梗死）、波谱扫描（可以无创地显示脑内不同化学物质的含量）、纤维束成像（可以显示脑内的神经纤维）等检查。

磁共振成像，影像医学的奇葩

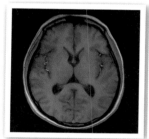
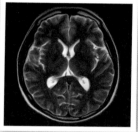
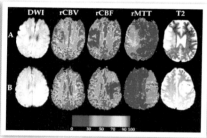

弥散、灌注成像，可以早期发现脑梗死

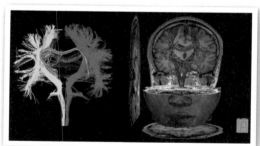

纤维束成像

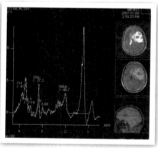

磁共振波谱

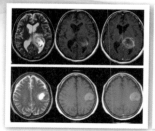

磁共振常规扫描可以准确地显示左侧脑出血

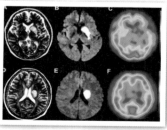

弥散、灌注成像，可以发现6小时之内的脑梗死

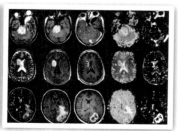

磁共振平扫+增强+灌注扫描，准确显示脑内肿瘤的部分、大小及性质

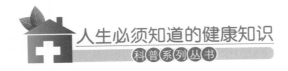
磁共振可以检查心脏吗

在所有医学影像检查方法中，磁共振的软组织分辨率最高，它可以清楚全面地检查心脏的结构，准确地区别肌肉、筋膜、脂肪等软组织。磁共振可以任意方位地显示心脏结构，没有观察死角，并且无创伤、无射线。选用不同序列包含信息量大，结合许多特殊成像序列，可以多角度、多方位地观察心脏。可用于心脏病、心肌病、心包肿瘤、心包积液以及附壁血栓、内膜片的剥离等诊断，尤其适用于复杂先天性心脏病的诊断。

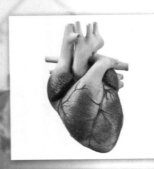
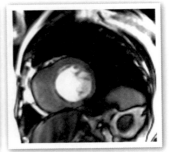
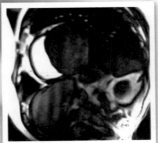
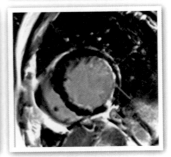

心肌梗死

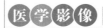

对于胸部疾病磁共振检查有什么好处

由于纵隔内血管的流空效应，血管在磁共振上为黑影。纵隔内脂肪为高信号，所以纵隔MRI图像具有优良对比。MRI对纵隔及肺门淋巴结肿大和占位性病变的诊断具有较高的价值，但对肺内钙化及小病灶的检出不敏感。对于纵隔内的肿物、淋巴结以及胸膜病变等都能清楚显示，也可以用于了解肺内团块与较大气管和血管的关系等。对乳腺增生、乳腺癌的诊断效果也比较好。

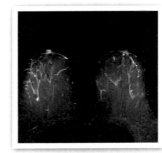
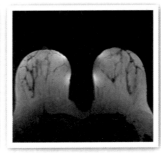

正常乳腺

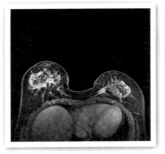
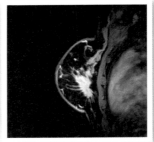

乳腺癌

磁共振成像，影像医学的奇葩

磁共振能否"看见"肚子里的肿瘤

由于磁共振具有多参数技术，所以在肝脏病变的鉴别诊断中具有重要价值。有时不需对比剂即可通过T1加权像和T2加权像来区别肿瘤是肝脏囊肿、海绵状血管瘤，还是肝癌及转移癌。磁共振水成像对胰胆管病变的显示具有独特的优势，因为胰胆管里面的水显得很亮，可以比较容易显示有没有梗阻、结石、肿瘤等。胰腺周围有脂肪衬托，采用抑脂技术可使胰腺得以充分显示。肾与其周围脂肪囊在MRI图像上形成鲜明的对比，肾实质与肾盂内尿液也可形成良好对比。MRI对肾脏疾病的诊断具有重要价值。MR泌尿系成像（MRU）可直接显示尿路，对输尿管狭窄、梗阻具

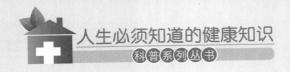
有重要诊断价值。适用于腹内肿块的诊断与鉴别诊断，尤其是腹膜后的病变检查效果较好。

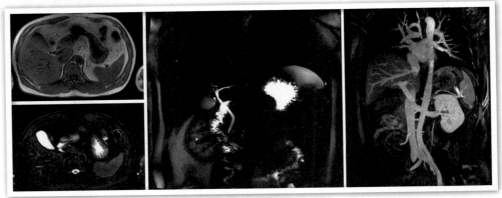

正常腹部磁共振图像及血管成像

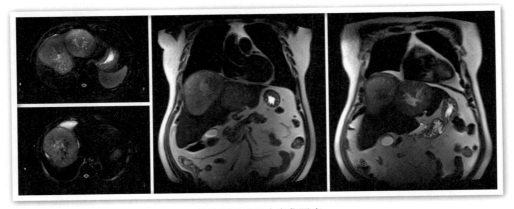

磁共振显示肝内多发肝癌

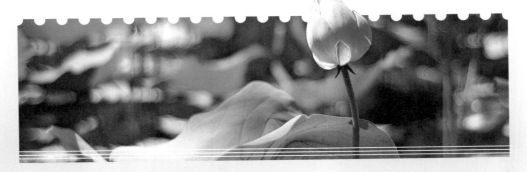

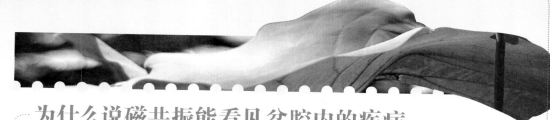

为什么说磁共振能看见盆腔内的疾病

MRI多方位、大视野成像可清晰显示盆腔的解剖结构。对女性盆腔疾病诊断尤其有价值，对盆腔内血管及淋巴结的鉴别较容易，是盆腔肿瘤、炎症、子宫内膜异位症、转移癌等病变的最佳影像学检查手段。通过磁共振波谱成像，可以早期诊断前列腺癌。

磁共振成像，影像医学的奇葩

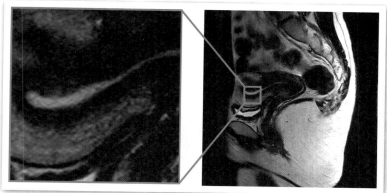

磁共振可以清晰显示子宫的层次

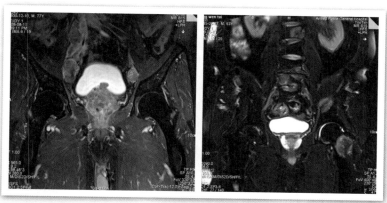

磁共振不仅能显示前列腺癌本身，还能显示有无淋巴结及骨转移。
上图清晰显示患者多发骨转移

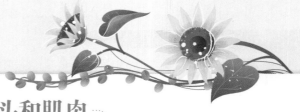

磁共振是检查骨头和肌肉最好的检查方法之一吗

磁共振对脊柱、骨头、肌肉等显示均较好,对骨内感染、肿瘤、外伤的诊断与病变范围,尤其对一些细微的改变如骨挫伤等有较大价值。对于关节内软骨、韧带、半月板、滑膜、滑液囊等病变及骨髓病变有较高诊断价值,相对于其他影像检查方法有较大的优势。

由于磁共振具有很高的软组织对比,所有无论来源于神经、血管、淋巴管、肌肉、结缔组织的肿瘤、感染、变性病变等,皆可作出较为准确的定位、定性诊断。

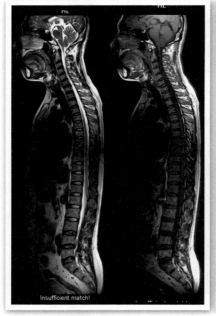

全脊柱磁共振成像

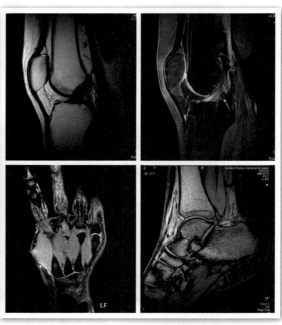

膝、腕、踝关节MRI成像

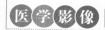

磁共振检查的注意事项

（1）由于在磁共振机器及磁共振检查室内存在非常强大的磁场，因此装有心脏起搏器者以及血管手术后留有铁磁性金属夹、金属支架者，或其他的冠状动脉、食管、前列腺、胆道进行铁磁性支架手术者，绝对严禁做磁共振检查，否则，由于金属受强大磁场的吸引而移动，将可能产生严重后果以致生命危险。一般在医院的磁共振检查室门外，都有红色或黄色的醒目标志注明绝对严禁进行磁共振检查的情况。

（2）在进入磁共振检查室之前，应去除身上带的手机、呼机、磁卡、手表、硬币、钥匙、打火机、金属皮带、金属项链、金属耳环、金属纽扣及其他金属饰品或物品。否则，检查时可能影响磁场的均匀性，造成图像的干扰，形成伪影，不利于病灶的显示；而且由于强磁场的作用，金属物品可能被吸进磁共振机，从而对非常昂贵的磁共振机造成破坏；另外，手机、呼机、磁卡、手表等物品也可能会遭到强磁场的破坏，而造成个人财物不必要的损失。

（3）有时，遗留在体内的金属物质虽然没有磁性，不会在磁场中移动，但可能影响图像质量，甚至影响正确诊断。

体内有金属一定不能进行磁共振检查吗

身体内有不能除去的其他没有磁性的金属异物，如金属内固定物、人工关节、金属义齿、支架、银夹、弹片等金属存留者，为检查的相对禁忌。这些金属物体在磁场内必须检查时，应严密观察，以防检查中金属在强大磁场中移动而损伤邻近大血管和重要组织，产生严重后果，如无特殊必要一般不要接受磁共振检查。有金属避孕环及活动的金属义齿者一定要取出后再进行检查。

近年来，随着科技的进步与发展，有许多骨科内固定物，特别是脊柱的内固定物，开始用钛合金或钛金属制成。由于钛金属不受磁场的吸引，在磁场中不会移动。因此体内有钛金属内固定物的患者，进行磁共振检查时是安全的；而且钛金属也不

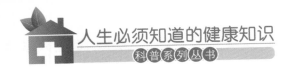

会对磁共振的图像产生干扰。这对于患有脊柱疾病并且需要接受脊柱内固定手术的患者是非常有价值的。但是钛合金和钛金属制成的内固定物价格昂贵，在一定程度上影响了它的推广应用。

检查过程中，佩戴耳麦有什么用

在扫描期间，机器会发出巨大的噪音，听起来就像持续、快速地敲击声，患者可使用耳麦或耳塞以屏蔽噪音。噪音是梯度线圈引起梯度场高速切换所产生的。梯度场越大，噪音就越大。另外，佩戴耳麦可以方便患者和医生的交流，使其听清楚医生检查过程中所发出的指令。

小儿MRI检查为什么要镇静

由于小儿对外界刺激敏感性强，对周围环境适应能力差，往往对检查不合作。MRI检查具有其特殊性，要求被检查部位无金属异物和保持静止不动，否则图像易形成伪影，影响检查的顺利进行和图像质量。如果扫描图像质量不佳，会给诊断带来一定困难，易漏诊、误诊，延误病情诊断和治疗，造成不良后果及损失。为给临床提供准确的诊断依据，提高MRI室的工作效率，扫描前可正确应用镇静催眠药物。

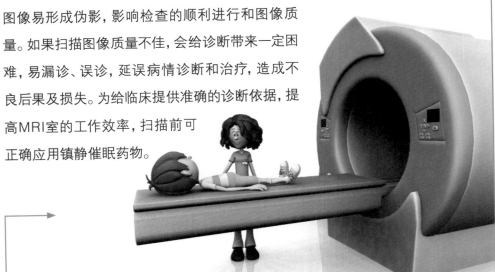

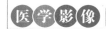
在什么情况下要求受检者使用造影剂

有些疾病,如肿瘤,平扫已显示病变,需进一步了解肿瘤的血供或明确肿瘤侵犯范围时需做增强扫描,注射造影剂。

磁共振成像所用的造影剂通过改变正在接受检查的组织所在的局部磁场来发挥作用。正常和非正常组织对这个小变化的反应是不同的,从而提供不同的信号。这些不同的信号被传送到图像上,使得我们可以对很多不同类型的组织和疾病部位成像,而效果比不使用造影剂要好得多。

注射造影剂后有不良反应吗

磁共振造影剂不良反应极少,个别患者给药后可出现面部潮红、荨麻疹、恶心、呕吐、味觉异常、注射部位轻度热或痛感、支气管痉挛、心悸、头晕、头痛、寒颤、惊厥、低血压等不良反应,亦有重症肌无力急剧恶化的报道。

注射常用磁共振造影剂(Gd–DTPA)注意事项

(1)对有严重肾损害、癫痫、低血压、哮喘及其他变态反应性呼吸道疾病患者及有过敏倾向者慎用。

(2)注射时注意避免药液外渗,防止引起组织疼痛。

(3)部分患者用药后血清铁及胆红素值略有升高,但无症状,可在24小时内恢复正常。

(4)孕妇及哺乳期妇女慎用,动物试验表明有少量药液进入乳汁。

(5)本品的有效增强时间为45分钟,静脉注射后,应立即进行MRI检查。

(6)一次检查后所剩下的药液应不再使用。

(7)应用本品时应遵守磁共振检查中有关的安全规定。

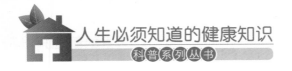
什么是幽闭恐惧综合征？为什么少部分人在进行磁共振检查时会出现幽闭恐惧综合征

幽闭恐惧综合征又叫幽闭空间恐惧症：进入狭小、黑暗的空间而产生的恐惧症状。表现为患者进入磁体后出现胸闷气短、四肢出冷汗、颤抖、心悸、面色苍白、大声吵闹，还有患者在扫描时自己从扫描床爬出来。原因可能和以下因素有关：

（1）磁共振检查成像空间有限。MR成像仪是一个两端开口的桶形设备，做检查时，患者平卧，整个身体都要进入圆孔中，幽闭症的患者由于心理脆弱，会感到压抑、憋闷，甚至呼吸困难，有的患者可能出现幻觉。

（2）扫描时间长。MR成像原理比较复杂，所以检查时间长，头部一般需要10分钟左右，体部扫描比如肝、胆、胰需要20分钟，如果增强扫描还需要更长时间。

（3）噪声大。MRI检查时，由于梯度开关转换而产生各种不同的噪声，而且分贝很高，会让人感觉不舒服、烦躁，使人产生恐惧心理。

如果患有幽闭恐惧综合征，害怕深入机器内部进行检查该怎么办

为了拍摄到最清晰的影像，被检查的部位必须对准扫描仪的中央。举个例子，如果你需要对脑部进行MRI检查，那么你的脑部就得位于机器的内部；但如果你做的是踝部的检查，只需把脚放到机器内部就行了。

如果幽闭恐惧症的症状确实相当厉害，可以向医生反映。医生会提出相应的解决方案，例如服用镇静药等。如果真的需要用药物进行镇静治疗的话，最好有亲友陪同进行检查，多数幽闭恐惧症的受检者都能顺利完成检查。

服用镇静药缓解幽闭恐惧症

磁共振检查进展篇

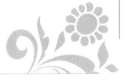

磁共振可以检查血管吗? 需要注射造影剂吗

可以的，而且效果很好。通常做得比较多的检查是头颅血管，也就是颅脑MRA。不仅可以显示头颅的动脉，还能显示头颅的静脉，完全无创，不需造影剂，仅需在检查床上安静地躺上几分钟就可以。

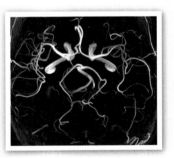

无需注射造影剂，
就可清晰显示脑动脉

颈部的血管也能用同样的方法来显示，头颅和颈椎的血管检查无需注射造影剂，如果注射造影剂则效果更佳。

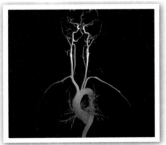

如注射少量造影剂，
颈部及脑动脉显示更好

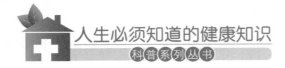

对于四肢、胸腹部的磁共振血管检查需要注射造影剂，但需要的量较少，仅10~20毫升，从手臂静脉上注射即可。一次注射造影剂就可以分别显示动脉、静脉等，准确度很高，单纯从诊断疾病的角度来说，基本可以代替DSA(数字减影血管成像)。

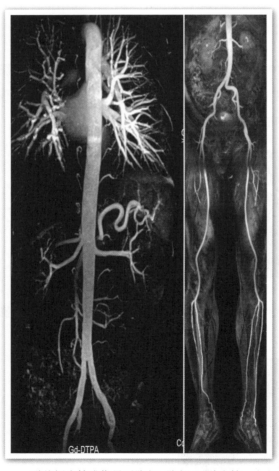

磁共振血管成像显示胸部、腹部、下肢血管

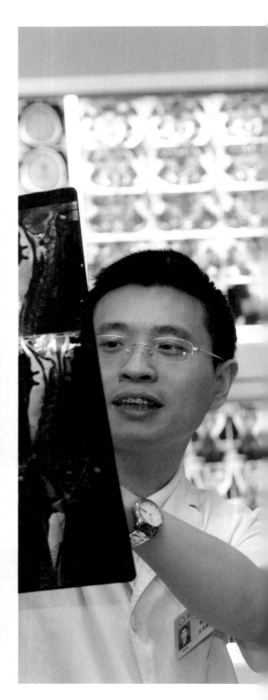

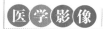

什么是磁共振水成像

　　磁共振水成像是利用人体内自然存在的水产生的信号，不用造影剂，通过一种特殊的扫描方法使水在图像上清楚显示，只要有水的器官就可以进行水成像，比如胆道、肾、输尿管、膀胱、内耳、脑室等都可以成像。

　　以磁共振尿路成像为例：尿路成像常以泌尿系统造影为主，但受患者年龄、过敏体质、肾功能等因素的影响，或不能进行造影检查，或达不到诊断目的。随着磁共振成像技术的发展，因其无创伤性、安全简便、不需对比剂、可多方位成像、多角度观察等优点，可解决常规尿路造影检查的不足，对指导临床治疗具有一定的意义。另外，磁共振胰胆管成像目前已作为评价胰胆管系统影像学检查方法，可直接显示胰胆管形态和结构。此外，选择适合参数，口含维生素C能较好地显示腮腺管及分支的扩张、狭窄、移位及破坏等病变，与腮腺的常规扫描相结合，对指导临床治疗和手术都有更好的作用。不仅如此，此技术还可用于脑脊液鼻漏的诊断。

　　水成像不需注射造影剂，安全无创，完全是在生理状态下成像，特别适合尿路或胆道梗阻时的诊断。

水成像都可以检查什么病

　　水成像对以下疾病显示较好：

　　（1）胆道系统：胆道梗阻、胆道结石、胆道狭窄、胆道肿瘤、胆囊结石等；

　　（2）泌尿系统：肾癌、肾结石、肾积水，输尿管狭窄、输尿管结石、输尿管扩张，膀胱肿瘤、膀胱结石等；

　　（3）内耳积水、内耳畸形；

　　（4）脑积水、脑脊液鼻漏等；

磁共振成像，影像医学的奇葩

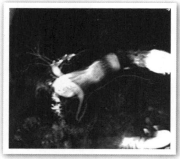

磁共振胰胆管成像，正常胆管、胰管显示良好

（5）腮腺导管成像。

任何一项检查都有它的优点和缺点。水成像对于发现疾病准确度很高，但是有时在确定病变的性质，比如是良性肿瘤还是恶性肿瘤时还需要和常规的磁共振扫描以及增强扫描相结合。所以，磁共振检查时水成像常常作为一种扫描技术和别的扫描同时进行，只有这样，才能提高诊断的准确度。

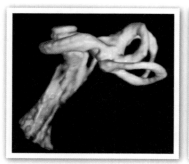

内耳水成像

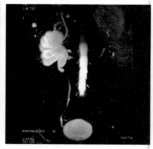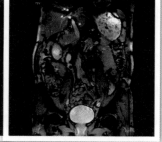

磁共振泌尿系水成像，无需对比剂，清晰显示右输尿管结石

与常规内镜ERCP比较，磁共振胆道水成像具有哪些优势？有哪些不足

优势：

（1）无创性，MRCP不插管、不用对比剂，无并发症（常规ERCP严重并发症发生率为3%~9%，包括出血、继发胰腺炎、胆汁漏、休克甚至死亡）。

（2）对于各种原因所致插管困难（手术后、病变致使胆管下端完全闭塞等）不能行ERCP检查的患者可以用MRCP评价。

（3）可以显示胆道以外的解剖及病变情况，对确定疾病范围及定性诊断有帮助。

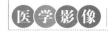

（4）经过图像后处理技术，显示病变较常规ERCP更全面准确。

不足之处

（1）对肝内胆道和主胰管细小分支显示差；

（2）尚不能提供功能方面的信息；

（3）空间分辨率较ERCP低；

（4）MRCP不能达到治疗目的，不能取活检。

所以MRCP有时也需要和其他检查相结合，以取长补短。

什么是脑功能磁共振成像？
分为几种，各有什么用途

脑功能磁共振成像（fMRI）可提供人脑部的功能信息，为MRI技术又开启了一个全新的研究领域，它包括扩散成像（DWI）、灌注成像（PWI）和脑活动功能成像，三种不同功能成像的生理基础不同。

（1）扩散成像。当前扩散成像（DWI）主要用于脑缺血的检查。由于脑细胞及不同神经束的缺血改变，导致水分子的扩散运动受限，这种扩散受限可以通过扩散加权成像显示出来。DWI在对早期脑梗死的检查中有重要临床价值。脑组织在急性或超急性梗死期，首先出现细胞毒性水肿，使局部梗死区组织的自由水减少，梗死部位在扩散成像上为高信号。

（2）灌注成像。通过引入顺磁性造影剂，使成像组织的T_1、T_2值缩短，同时利用超快速成像方法获得成像的时间分辨力。通过静脉团注顺磁性对比剂后周围组织微循环的T_1、T_2值的变化率，计算组织血流灌注功能；或者以血液为内源性示踪剂（通过利用动脉血液的自旋反转或饱和方法），显示脑组织局部信号的微小变化，而计算局部组织的血流灌注功能。灌注成像还可用于肝脏病变的早期诊断、肾功能灌注以及心脏的灌注分析等。

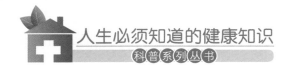

（3）脑活动功能成像。是利用脑活动区域局部血液中氧合血红蛋白与去氧血红蛋白比例的变化，所引起局部组织T_2^*的改变，从而在T_2^*加权像上可以反映出脑组织局部活动功能的成像技术。这一技术又称为血氧水平依赖性MR成像（BOLD MRI）。它是通过刺激周围神经，激活相应皮层中枢，使中枢区域的血流量增加，进而引起血氧浓度及磁化率的改变而获得的。可以在生理状态下研究人脑的各种活动。

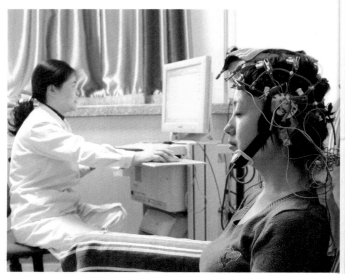

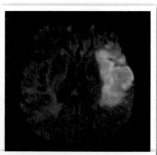

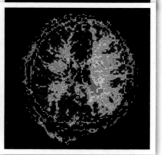

弥散、灌注图像

什么是磁共振波谱技术

磁共振波谱（MRS）技术是利用MR中的化学位移现象来测定分子组成及空间分布的一种检测方法。随着临床MRI成像技术的发展，MRS与MRI相互渗透，产生了活体磁共振波谱分析技术及波谱成像技术，从而对一些由于体内代谢物含量改变所致的疾病有一定的诊断价值。对于脑、前列腺、乳腺等肿瘤良恶性鉴别具有重要的临床意义。

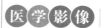
什么是类PET,它可以代替PET检查吗

　　全身弥散成像（Whole Body Diffusion Weighted Imaging, WBDWI）是最新的磁共振成像技术之一, 它采用分段式扫描, 扫描结束后, 采用软件对原始图像进行拼接, 重建成冠状面后进行黑白反转, 即能获得与PET图像极为类似的"类PET"图像。研究表明, 其对全身的肿瘤转移灶敏感度较高, 特别对颅脑、非成骨转移、肺部、肝脏的转移瘤和淋巴结的转移灶, 有利于早期发现较小的转移灶。"类PET成像"只是图像的特点类似于PET, 但是它和PET的成像原理完全不同, 在PET上能显示的肿瘤不一定在类PET上能显示, 在类PET上可以发现的病变在PET上可能看不见。所以, PET和类PET不能相互代替。

磁共振成像,
影像医学的
奇葩

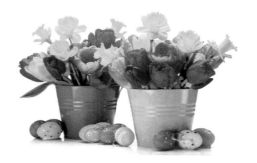

（本章编者: 穆学涛　王宏　李会艳）

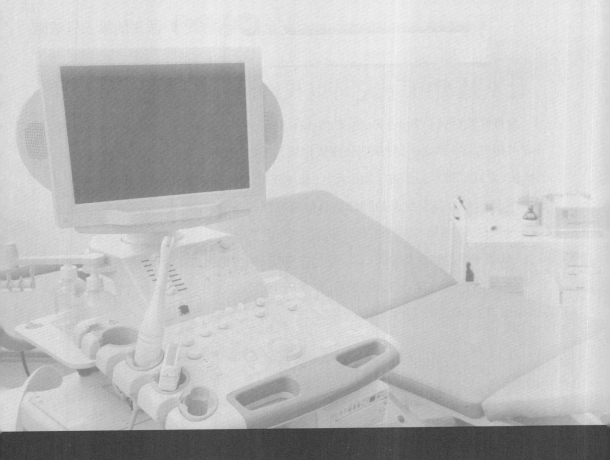

CHAOSHENG YIXUE,YU WUSHENGCHU"KAN"JINGLEI

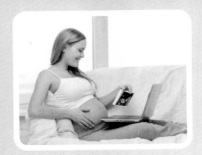 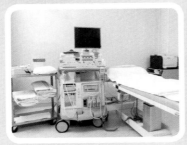 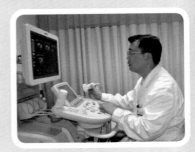

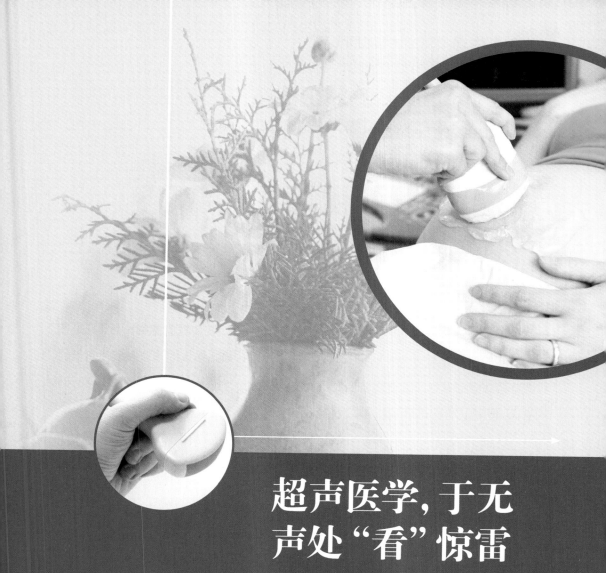

超声医学，于无
声处"看"惊雷

基础知识篇

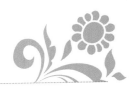

"蝙蝠侠"的启示——什么是超声波

　　蝙蝠在迷蒙的暮色里，捕食在半空中飞走的昆虫，就如探囊取物一般，真是名副其实的"蝙蝠侠"。科学研究发现，蝙蝠之所以有如此强大的本领是因为它们的喉咙能发出超声波，当超声波遇到飞行的小虫，便被反射回来。蝙蝠的耳朵听到回声，便可以准确判断小虫的准确位置。

　　人类耳朵能听到的声波频率为20~20000赫兹。当声波的振动频率大于20000赫兹时，我们便听不见了。我们把频率高于20000赫兹的声波称为超声波，超声波是机械波。

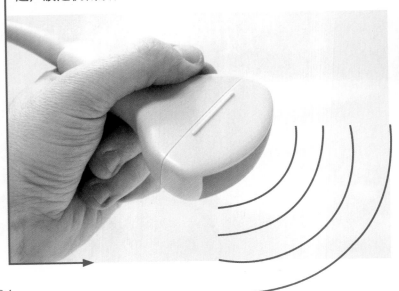

超声波

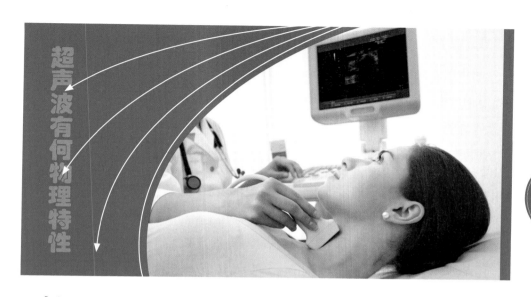

超声波有何物理特性

超声波的物理特性

超声波由机械振动产生，其主要的物理特性有：(1)波形，指介质内质点振动与波传播方向的关系，当质点振动方向于波传播方向平行(或一致)时称为纵波，质点振动方向与波传播方向垂直时称为横波，介质表面受到交变应力作用时，产生沿介质表面传播的波，称为表面波，可视为纵波与横波的合成，超声波是纵波；(2)频率，即质点单位时间内振动的次数；(3)波长，声波在同一传播方向上，两个相邻的相位同 2π 的质点间的距离；(4)周期，波动传播一个波长的时间；(5)振幅，指振动质点离开平衡位置的最大位移；(6)声速，是单位时间内声波在介质中传播的距离。

超声在介质中以直线传播，有良好的指向性，这是用超声对人体进行探测的基础。当超声传经两种声阻抗不同的相邻介质的界面时，其声阻抗差大于0.1%，而界面又明显大于波长，则发生反射，一部分声能在界面后方的相邻介质中产生折射，超声继续传播，遇到另一个界面再产生反射，直至声能耗竭。反射回来的超声为回声。声阻抗差越大，则反射越强。如果界面比波长小，则发生散射。超声在介质中传播还发生衰减，即振幅与强度减小。

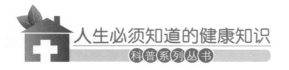

无回声、低回声、强回声是什么意思

超声射入体内，由表面到深处，经过不同声阻抗和不同衰减特性的器官与组织，从而产生不同的反射与衰减。这种不同的反射与衰减是构成超声图像的基础。将接收到的回声，根据回声强弱，用明暗不同的光点依次显示在影屏上，表现为无回声、低回声或不同程度的强回声。

无回声：超声经过的区域没有反射，呈现为无回声的暗区(黑影)，可能由下述情况造成：①液性暗区：均质的液体，声阻抗无差别或差别很小，如血液、胆汁、膀胱内尿液等；②衰减暗区：如巨块型癌，由于肿瘤对超声的吸收，造成明显衰减，出现衰减暗区；③实质暗区：均质的实质，声阻抗差别小，可出现无回声暗区，如肾癌及透明性变等病变组织。

低回声：实质器官如肝，内部回声为分布均匀的点状回声，发生急性炎症时，其声阻抗比正常组织小，透声增高，而出现低回声区(灰影)。

强回声：声阻抗差别大，反射界面增多，使局部回声增强。如结石、钙化等。

灿烂星空的秘密——什么是多普勒效应

多普勒是奥地利的一位数学家、物理学家。他发现火车由远而近时汽笛声变响，音调变尖，而火车由近而远时汽笛声变弱，音调变低。经过研究，他发现这是由于振源与观察者之间存在着相对运动，使观察者听到的声音频率不同于振源频率的现象。这就是频移现象，后人把它称为"多普勒效应"。

该效应用于天文学，用来确定星球与地球间的相对运动，当星球远离地球时，将产生红光，当星球飞向地球时，会出现蓝光，彩色多普勒成像即采用了这种色彩方案。

A超、B超、D超、M超有什么区别

（1）A超，即A型（amplitud mode）超声诊断法，此法是将回声以波的形式显示出来，为幅度调制型。回声强则波幅高，回声弱则波幅低。纵坐标代表回声信号的强弱，横坐标代表回声的时间（距离）。在同一示波屏上，可以显示单相或双相波形。常用A型法测量界面距离、脏器径值以及鉴别病变的物理性质，结果比较准确，为最早兴起和使用的超声诊断法。目前已多被其他方法取代。

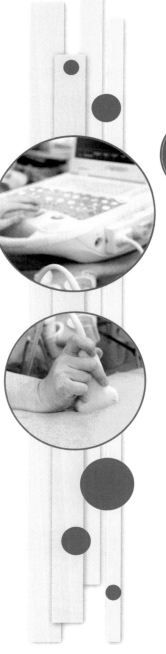

（2）B超，即B型（brightness mode）超声诊断法。此法是将回声信号以光点的形式显示出来，为辉度调制型。回声强则光点亮，回声弱则光点暗。光点随探头的移动或晶片的交替轮换而移动扫查。由于扫查连续，可以由点、线而扫描出脏器的解剖切面，是二维空间显示，又称二维法。

（3）M超，即M型（motion mode）超声诊断法。此法是在辉度调制型中加入慢扫描锯齿波，使回声光点从左向右自行移动扫描，故它是B型超声中的一种特殊的显示方式。纵坐标为扫描时间线，即超声的传播时间（回声代表被测结构所处的深度位置），横坐标为光点慢扫描时间，当探头固定一点扫查时，从光点的移动可观察反射体的深度及其活动状况，显示出时间位置曲线图（time position recording）。常以此法探测心脏，即通称的M型心动图。M

超声医学，于无声处，看惊雷

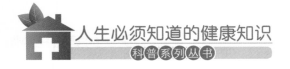

型超声现多与B型或D型同时显示和应用。

（4）D超，即D型（doppler）超声诊断法。此法应用多普勒效应原理，当超声发射体（探头）和反射体之间有相对运动时，回声的频率有所改变，此种频率的变化称为频移。频移的程度与相对运动速度呈正比。距离变近则频率增加，距离变远则频率减少。D超包括脉冲多普勒、连续多普勒和彩色多普勒血流图像。连续波多普勒最常见的应用是超声听诊器听胎儿心跳。脉冲多普勒，能够弥补连续多普勒无法探测深度的缺点，可同时获得位置和速度信息，其图像是一种频谱。而彩色多普勒血流成像法（color doppler flow imaging）是在二维超声图的基础上，用彩色图像实时显示血流方向和相对速度的超声诊断技术，即彩超。多用红、蓝色代表血流的向、背方向，用颜色的深浅代表血流的快慢。

超声在医学上的应用有哪些

其主要应用有：（1）对病变做出定位、定性及定量诊断或者检测器官的生理功能的声像图变化，作出功能性诊断；（2）超声介入（如经皮、经肝穿刺胆管造影）和治疗（如高能聚焦超声治疗肿瘤）。

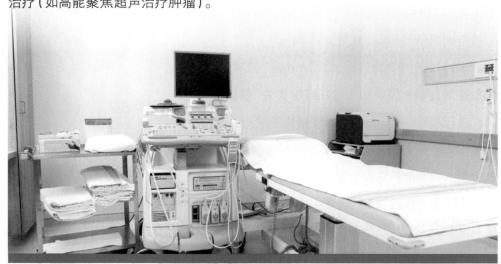

超声诊断篇

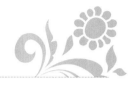

超声诊断仪的组成有哪些

超声诊断仪的基本组成包括：发射与接收单元、数字扫描转换器部件、键盘、面板开关组件、超声探头、监视器、摄影部件和电源部件等。其中最重要的就是超声探头。

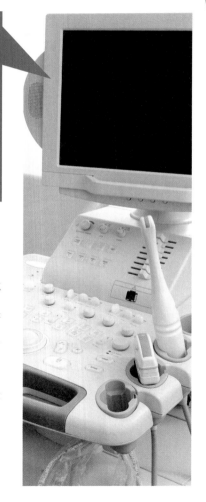

彩超一定是色彩斑斓的吗

在大家的心目中，彩超就一定要色彩斑斓，就像彩色电视机一样。其实，这是人们对彩超的误解。彩超是在二维超声图的基础上，用彩色图像实时显示血流方向和相对速度的超声诊断技术。多用红、蓝色代表血流的向、背方向，用颜色的深浅代表血流的快慢。

简单地说，彩超就是高清晰度的黑白B超再加上彩色多普勒。医生先用"B超"观察二维结构，

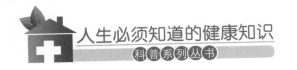
之后加用彩色多普勒血流成像对病灶内部及周边的血管进行观察分析，就是"彩超"。因此彩超并不是色彩斑斓的，只是在观察血流信号时，才部分显示红或蓝色。

为什么说超声检查
是医院里应用最广泛的影像诊断方法

（1）超声检查优点多。超声具有实时、动态、灵敏度高、易操作、无创伤、无特殊禁忌证、可重复性强、费用低廉和无放射性损伤等优点。

（2）超声应用范围广。适用于全身各部位软组织及软组织脏器疾病的诊断，如头颈部的颅脑、眼、颌面部、颈部、甲状腺，胸腹部的乳腺、胸壁、胸腔、心脏、肝、肾、前列腺、子宫，以及全身的血管、关节等。

（3）超声应用人群不受限制。不论男女、老幼甚至孕妇都要应用到超声检查。

超声检查对人体、胎儿安全吗

医学上认为超声检查是安全的。当超声辐射的强度超过一定的阈值才会对组织造成损伤。美国的超声医学会认为：安全的声强为空间峰值时间平均声强小于100mW/cm^2。日本对胎儿的安全标准是空间平均时间平均声强小于10mW/cm^2。高强度超声波对生物体组织存在热效应、空化效应及其他机械效应等损伤。如超声体外碎石就是例证。所以应该控制超声检查的时间和强度，避免不必要的超声检查，尤其对胎儿。

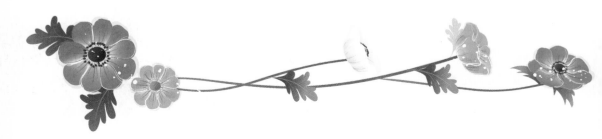

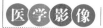

超声检查前需要什么准备

检查前应做好相关准备工作：

检查上腹部，特别是肝脏、胆囊、胆管、胰腺、肾上腺、肾动脉、腹部血管等，需要空腹检查。

检查盆腔、子宫、附件、早孕、膀胱、前列腺、精囊腺、输尿管下段、下腹部包块等，需充盈膀胱后检查。

孕妇怀孕3个月以下者要充盈膀胱，怀孕3个月以上者无需特殊准备，但疑有前置胎盘者，仍需充盈膀胱后再做检查。

检查颈部、甲状腺等，宜穿宽松低领衣服。检查下肢时要避免穿高弹力裤。

进行腔内超声检查，如妇科经阴道超声检查，需排空膀胱，经直肠前列腺检查，则需排空肠内容物并行肠道清洁。

超声医学，于无声处看惊雷

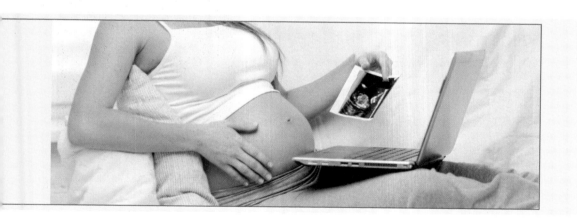

肝胆相照——超声诊断在消化系统中的应用

超声检查在消化系统中的应用是很普遍的。很多人消化不好，食欲不振，到医院一般会被要求做消化系统的超声检查。肝脏、胆囊、胰腺、脾脏、胃肠等的疾病都能通过超声来发现、诊断。

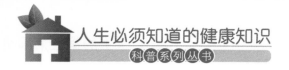

（1）脂肪肝能消退吗？

脂肪肝的声像图特点是肝脏形态饱满，体积正常或增大，内部回声密集增强（明亮肝），肝内管道显示模糊。脂肪肝如能早期诊断、治疗，可以阻止其进一步发展甚至可以逆转。一般的轻、中度脂肪肝通过控制饮食、运动、节制饮酒等，能得到逆转、恢复，如单纯性酒精性脂肪肝；对于一些中重度脂肪肝，可能需要进行药物治疗，治疗后大部分可恢复。若不加注意，脂肪肝可经脂肪性肝炎发展至肝硬化，则病变不再可逆。

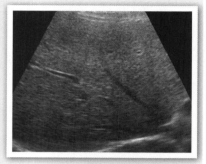
脂肪肝

（2）胆囊结石有哪些类型？

胆囊结石的声像图特点是胆囊内出现强回声团，后方伴声影，改变体位时结石强回声随重力方向移动。根据结石的化学成分可分为胆固醇结石、混合性结石、胆色素结石三类，其中胆固醇结石多为圆形或椭圆形，常单发，直径较大；混合性结石由胆红素钙、胆固醇和碳酸钙以不同比例混合而成，常多发，颗粒较小，相互堆积；胆色素结石则多呈泥沙样，较为少见。

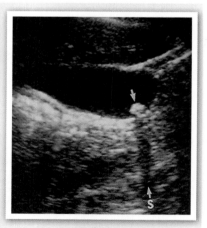
胆囊结石

（3）胰腺癌的超声图像特点是什么？

首先是胰腺内见肿物，它是胰腺癌的直接征象，小于2厘米者多为均匀低回声，无包膜，与周围组织无明显界线，后方回声衰减不明显。肿瘤增大后形态不规则，内部回声不均或呈高回声，部分可见钙化、液化、浸润状生长，后方回声衰减。

全胰腺癌者胰腺弥漫性肿大,胰管受压和侵犯呈不同程度的均匀扩张。肿物压迫胆总管可引起胆道梗阻扩张。胰周血管可被推移、挤压、变形等,胰周可见肿大淋巴结。肿瘤内部很少能测到血流信号,肿瘤增大时部分可于周边检出低速血流。

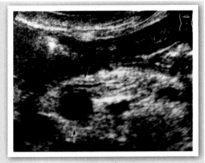

胰头癌

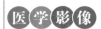

(4)脾大的原因是什么?

成年人脾脏最大长径大于11.0厘米,或者成年男性脾脏厚度大于4.0厘米,女性大于3.5厘米或者最大长径×脾门厚径大于40厘米²就诊断为脾大。常见的引起脾大的原因有:炎症性脾大,各种细菌或病毒所致的感染性疾病;淤血性脾大,门静脉高压或右心功能不全时可以引

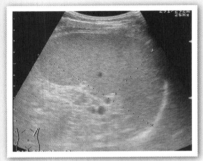

脾大

起脾淤血,继而发生脾大;淋巴造血组织疾病性脾大,大部分血液性疾病如溶血性贫血、白血病等;其他如代谢异常症、自身免疫性疾病、长期慢性疾病等。

(5)胃肠道疾病可以用超声检查吗?

超声检查胃肠,经常受到气体干扰,不是胃肠疾病的首选检查手段。近年来由于胃肠声学造影术及超声内镜等技术的发展,拓宽了超声在胃肠疾病中的应用范围。超声能显示胃肠壁的层次结构,管腔的变化,胃肠的蠕动、排空功能;能发现胃肠壁肿瘤的部位、大小和形态,估

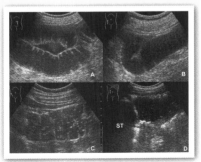

空肠下段肠梗阻,黏膜层呈琴键征

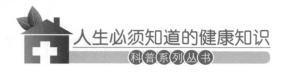

计病变侵犯胃肠壁的程度，了解周围器官的转移情况。超声对胃肠的占位性病变（如胃癌、结肠癌）、肠梗阻、肠套叠、阑尾炎等有一定的诊断价值。

"下水道"怎么啦？
——超声在泌尿、生殖系统的应用

超声检查对肾脏、输尿管、膀胱、前列腺、精囊等器官的疾病很敏感，在泌尿生殖系统中应用很普遍。

(1)肾结石都能用B超发现吗?

肾结石是临床常见病，常因急性腰痛就诊。超声检查对它非常适用。超声对结石诊断的敏感性可高达96%，对大于5毫米的结石敏感性几乎达到100%。结石的大小、形态、硬度、透声性与其成分有关，大部分结石呈强回声，后方伴声影，明显区别于周围肾组织，但是对于体积较小的结石可能遗漏，需要结合其他影像学检查、化验。

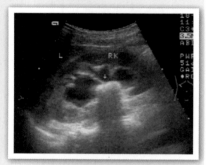

肾结石

(2)肾炎能用B超诊断吗?

诊断肾炎主要根据临床表现、肾功能及其他实验室检查判断，超声可以作为辅助手段。超声能够清晰显示肾脏的位置、形态、大小、内部结构（皮质、髓质、肾盏、肾盂）、包膜、血液供给以及与毗邻脏器的关系。程度较轻的肾炎，超声检查时可以没有阳性发现。肾脏损害较重

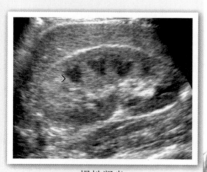

慢性肾炎

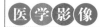

时,超声能观察到肾实质回声异常、结构不清、肾脏体积变化等。

（3）老年男性小便不通畅的罪魁祸首是什么?

小便不畅常见于下尿道机械性梗阻、下尿路动力性梗阻、心理因素等疾病,老年男性最多见于良性前列腺增生。最初表现为夜尿增多、尿频、尿急、排尿费力等,最后导致肾功受损。声像图特征如下:前列腺增大,以前后径增大更明显。前列腺形态变圆或呈椭圆形,边界为整齐光滑强回声,无连续中断和局部隆起。内外腺比例异常,正常内外腺比1:1,增生时为2.5:1到7:1。增大的内腺回声呈均匀低回声,少数增强或呈等回声。

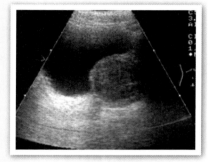

前列腺增生

（4）膀胱肿瘤的超声图像有什么特点?

膀胱里尿液充盈后显示为无回声,透声好,内壁光滑,膀胱壁层次清晰。而膀胱肿瘤则表现为内壁上的结节向膀胱内突起,在周围无回声尿液的衬托下非常明显,恶性的肿瘤还可以侵犯膀胱肌壁层,使病变处膀胱肌壁杂乱不清。彩色多普勒可以发现结节内的动脉血流信号,恶性的血流比较丰富。

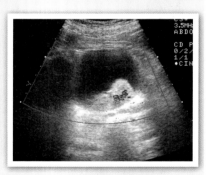

膀胱癌

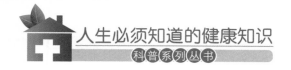

生男生女都一样，宝宝关键要健康
——超声在妇产科中的应用

　　超声检查没有放射性，对子宫附件、胎儿及附属物和盆腔病变很适用，比X线、核医学等其他影像检查还有一定优势。

　　(1) 子宫肌瘤都会导致月经改变吗?

　　子宫肌瘤分为肌壁间肌瘤、浆膜下肌瘤和黏膜下肌瘤三类。子宫肌瘤最常见的症状就是月经改变。但浆膜下肌瘤及肌壁间小肌瘤常无明显的月经改变。大的肌壁间肌瘤可使宫腔及内膜面积增大、宫缩不良等从而导致月经周期缩短、经量增多、不规则阴道出血等。黏膜下肌瘤常致月经过多，并随着肌瘤的增大，经期会延长。所以并不是所有的肌瘤都会导致月经改变。子宫肌瘤的声像图特点是子宫增大、轮廓不规则，肌瘤呈圆形或椭圆形的边界清楚的低回声，可以发生囊性变、钙化等肌瘤变性。

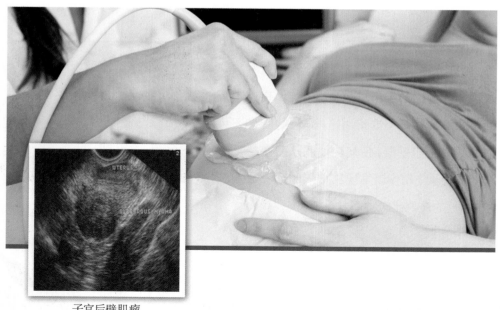

子宫后壁肌瘤

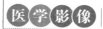

（2）巧克力囊肿是什么？

巧克力囊肿又名子宫内膜异位囊肿，是子宫内膜组织（腺体和间质）出现在卵巢的病变，它是子宫内膜异位症中最常见的一类，约80%患者累及一侧卵巢，50%患者累及双侧卵巢。卵巢内异位的内膜可因反复出血而形成单个或多个囊肿，以单个多见，囊肿内含暗褐色黏糊状陈旧血，状似巧克力液体，故称为卵巢巧克力样囊肿。它的声像图特点是盆腔内出现圆形、椭圆形无回声，壁厚，内壁不光滑，无回声内部可见细小密集光点，随体位可移动，部分无回声内可见分隔。

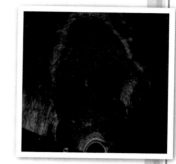

左侧附件巧克力囊肿

（3）为什么早孕试条阳性，B超却没看出来？

早孕试条阳性提示怀孕是根据人体液中含有的人绒毛膜促性腺激素来确定的。它反应比较早，并且敏感，但有假阳性。而B超检查只有在宫腔内看到孕囊才可以确认为怀孕，这个时间对于月经周期为28天者来说大约超期8~15天。所以，超声诊断怀孕要晚于早孕试条。另外，一些异常怀孕如异位妊娠、早期葡萄胎等也可表现为早孕试条阳性，但超声检查宫内未显示孕囊。当连续进行超声检查3次以上均未发现明确孕囊者，应考虑上述异常情况的可能。

（4）孕期什么情况下要超声检查？

正常情况下，孕期需要进行4~5次超声检查，主要包括：孕早期，确定宫内妊娠，排除异常妊娠如宫外孕、葡萄胎、先兆流产等；妊娠13~15周，核对孕龄、确定预产期并建立住院档案；孕20~24周排查是否有胎儿畸形；孕32~36周时，了解胎儿发育、脐血流、胎盘等情况，是否有胎儿宫内发育迟缓、胎盘低置等。预产期或超过预产期2周未分娩者，再行一次B超检查，了解胎盘成熟度情况，决定分娩方式。当妊娠期有特殊情况，如孕妇合并有产科疾病或自觉胎动情况异常时等，应及时超声检查以便发现问题并及时干预。

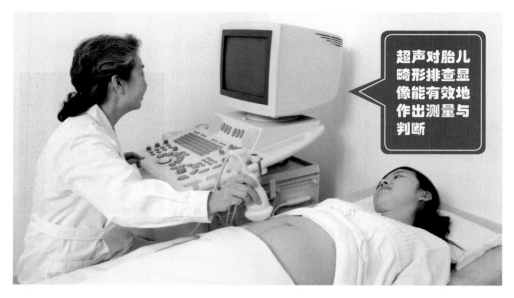

超声对胎儿畸形排查显像能有效地作出测量与判断

（5）超声能检查出所有的胎儿畸形吗？

　　胎儿畸形的发生原因十分复杂，有些还不为人类所认识，但主要是遗传因素、环境因素或二者的共同作用。产前诊断胎儿畸形的方法有很多，超声因其无损伤、无辐射被作为首选。超声能够直观地显示胚胎在宫内发育的全过程，自开始怀孕一直到分娩，均可用超声显像作出有效的测量、判断。但是超声诊断胎儿畸形，是从形态学角度对胎儿进行观察，当胎儿存在解剖上的畸形，并且超声影像能显现时，畸形才有可能被检出。如听力、智力障碍因无法在声像图上显示出来，当然也就无法用超声显像来诊断这些畸形。胎儿生长发育是一个动态的过程，一些结构在不同阶段有不同的声像图表现，并且由于胎儿的超声检查还受诸多因素的影响，如孕妇腹壁的厚度、胎盘的位置、羊水量的多少、胎儿的大小、胎儿的运动、胎儿的位置等都会给超声检查造成障碍，无法形成清晰完整的有诊断价值的图像，所以不是所有的胎儿畸形都能通过超声检出。胎儿较常见的畸形为先天性心脏病、神经管畸形（如脊柱裂、无脑儿等）、唇腭裂、尿道下裂等。卫生部规定超声医生必须检出以下6种胎儿畸形：无脑儿、开放性脊柱裂、脑膨出、致死性软骨发育不良、腹壁裂内脏外翻和单心室。

"内心的隐伤"
——超声在心脏、血管系统的应用

超声能动态显示心腔结构、心脏搏动和血液流动，对人体没有任何损伤，是心血管检查的首选。

(1)先天性心脏病能用超声来诊断吗？

先天性心脏病是由于胚胎期原始心脏的发生、发育、弯曲、迁装、分离、吸收及融合等过程发生异常，导致心脏及大血管异常。超声检查是非常理想的先心病诊断方法。超声能测量心房、室的大小，肌壁收缩舒张运动、残存的孔洞以及通过孔洞的血流；能看到瓣膜的厚度、开口大小、运动幅度及通过瓣口的血流；能看到大血管的发出、走形、血流信号及前、后位置上的变化等。如最常见的房间隔缺损，超声心动图的特点如下：房间隔回声中断，残端回声增强；右室增大，室间隔平坦，右室流出道及肺动脉增宽；室间隔异常运动，肺动脉波群"a"波变浅或消失；心房水平可以看到左向右穿隔的红色分流束，测出正向的湍流频谱。

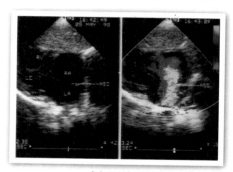

房间隔缺损

(2)心肌梗死能留下痕迹吗？

心肌梗死是由于冠状动脉闭塞、血流中断，引起局部心肌缺血、坏死。心梗后心脏形态、功能上的改变均可用超声心动图观察到。急性期时梗死节段心肌运动异常表现为减弱，甚至消失或者反常运动。心肌变薄，心功能减弱，射血分数降低，而未受累及的室壁节段代偿性收缩增强，收缩幅度增

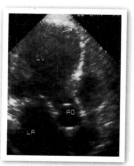

心梗后心肌变薄，室壁瘤形成

加，增厚率增大。急性期过后形成心肌瘢痕后，称为慢性心肌梗死（陈旧性）。梗死节段的心肌回声增强，无收缩运动或呈矛盾运动，还会出现一系列并发症，如室壁瘤、假性室壁瘤、血栓形成、室间隔穿孔、乳头肌断裂等。

（3）超声能发现颈动脉硬化吗？

颈动脉硬化是缺血性脑卒中的常见病因。颈动脉超声是诊断、评估颈动脉硬化的有效手段。其超声特点是颈动脉正常三层结构消失，内膜不平、增厚。内膜上可见脂质沉积或粥样硬化斑块，并导致管腔不同程度狭窄。彩色血流束边缘形成充盈缺损，彩色血流束变细，病变处血流束速度加快。

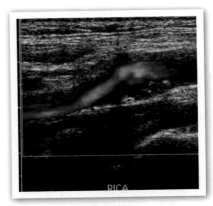

右侧颈内动脉斑块形成
血流充盈缺损，内径狭窄

（4）超声怎样诊断静脉血栓呢？

静脉血栓形成常见于上、下肢静脉和门静脉，多发生在血栓性浅静脉炎、静脉曲张、静脉瓣功能不全时。超声诊断准确性高且无创，是静脉血栓诊断的首选方法。其超声表现：急性血栓形成数小时~数天内呈无回声，边界不清，一周后呈低回声，边界清楚，静脉明显扩张，探头加压不能压瘪，血栓可漂动，静脉管腔内血流信号减弱或消失；亚急性血栓回声较急性期增强，血栓变小而固定，静脉不扩张，仍不能压瘪，管腔内血流信号增多；慢性血栓时栓塞的静脉可逐渐再通，又可发生新血栓，静脉瓣毛糙、增厚、僵硬扭曲、回声增强或活动受限，静脉瓣被破坏则关闭不全。

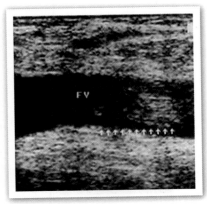

静脉内实性高回声，血栓形成

技艺"高超"，所以我能
——高频超声在浅表组织、小器官中的应用

高频超声的分辨率高，能充分显示浅表组织、器官的细微结构，所以在浅表组织、浅表小器官如肌肉、乳腺、甲状腺等的应用很有价值。

（1）乳腺超声检查的优点有哪些？

超声检查是乳腺最重要的可重复检查手段。优点如下：①无放射性，适合于任何年龄的女性，甚至妊娠、哺乳期女性；②方便、快捷，适合大范围人群的体检普查；③定位准确，可以清晰显示皮肤、皮下组织、肌肉、乳腺，胸大肌、肋骨等，所以可以引导外科手术切除活检等。

（2）乳腺癌的超声特点是什么？

乳腺癌近年发病率增高，受到女性朋友的极大关注。乳腺癌是起源于乳腺导管上皮及末梢导管上皮的恶性肿瘤，其声像图表现是：肿瘤呈圆形、椭圆形或分叶状，其前后径常大于横径，边缘不整，凹凸不平，无包膜，呈锯齿状或蟹足状，边界不清，肿瘤内部大多为低回声，部分肿瘤后方可见衰减声影，乳管内肿瘤可引起局限性非对称性乳管扩张，部分肿瘤内可见微小点状钙化，彩色多普勒血流显示血流丰富，有新生血管及动静脉瘘，呈高速、高阻血流。

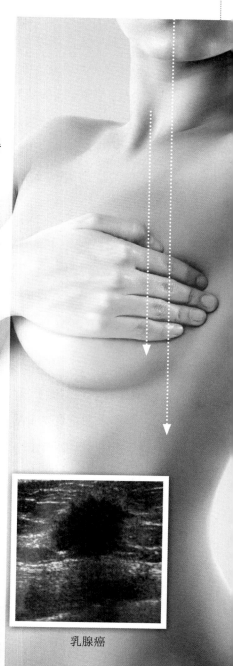

乳腺癌

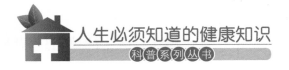
（3）甲亢能用超声诊断吗？

甲亢分为原发性甲亢和继发性甲亢两类。超声可作为一种重要的辅助检查方法，显示甲状腺的大小，腺体内是否有结节或占位，以鉴别原发与继发甲亢，还可以了解甲状腺及结节的血流情况及丰富程度等。原发性甲亢的声像图表现为：甲状腺弥漫性或均匀性肿大，内部回声减低均匀，治疗后可增强，CDFI见血流明显丰富，呈"火海征"改变，频谱血流速度增高。

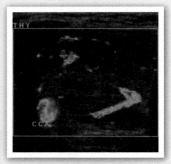

甲亢，甲状腺增大，血流丰富

（4）软组织脂肪瘤的声像图特点是什么？

脂肪瘤是最常见的软组织良性肿瘤，可发生在任何有脂肪的部位，主要位于皮下，也可在肌肉间。声像图特点是呈椭圆形，边界清楚，有完整包膜。多为高回声，均匀，也可以呈强、低、混合回声。探头加压可以变形。

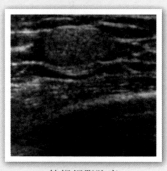

软组织脂肪瘤

来自脑海的旋律——TCD在颅脑中的应用

经颅多普勒(transcranial doppler, TCD)是无创性的脑血流动力学检测手段。它发射低频率的多普勒超声从颅骨薄弱的声窗部位进入颅脑探测。如从颞部探测大脑的前动脉、中动脉、前交通动脉、后交通动脉及颈内动脉末段；从枕骨大孔可以检出椎动脉颅内段、基底动脉和小脑下后动脉的血流信号；从眼窗探测眼动脉。通过血流方向、频谱形态、探头角度、探测深度等的不同来鉴别颅内各支动脉。它得到的是血流频谱图，不是血管的二维图像。伴随频谱的还有血流的声音(多普勒频移在人耳的听觉范围内，所以能转化成可听音)。正常层流声音悦耳、清晰、规律，当血管发生狭窄等异常时，声影急促、刺耳，不像正常时和谐悦耳。TCD的主要应用有：诊断脑血管的狭窄、闭塞及痉挛等；评价大脑基底动脉环的侧支循环功能及脑血管的舒缩反应能力、脑血流监测等。

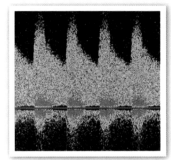

大脑前动脉正常血流频谱

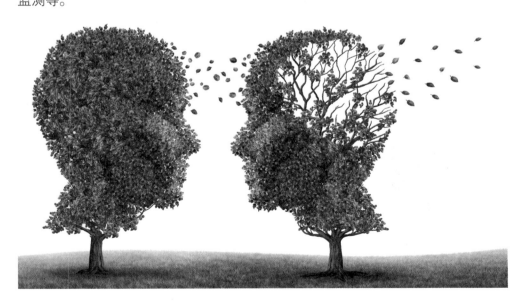

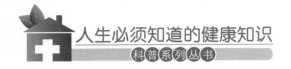
 超声治疗篇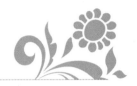

与时俱进的超声介入

超声介入是在超声显像的基础上通过超声实时监视或引导,完成各种穿刺活检、造影及抽吸、插管、注药、治疗等。它可以避免手术而达到诊断、治疗的目的。主要包括:(1)获取人体内的组织和液体,如超声导向穿刺细胞等组织学检查、超声导向体液或异常积液抽吸及引流;(2)超声导入药物进行诊断和治疗;(3)术中超声,如对病灶进行精细定位、指导手术方法和路径、监测手术过程、评价手术效果等;(4)腔内超声,如经食管超声、血管内超声及胆道内超声等;(5)内镜超声检查等。

在消化系统中,超声介入操作有经皮经肝穿刺胆管造影、置管引流、肝癌的介入治疗(如微波、射频治疗)、肝包虫、肝囊肿硬化治疗等;在泌尿、生殖系统中有

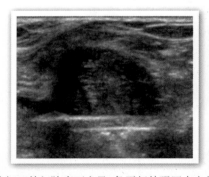

旋切刀伸入肿瘤下方呈2条平行的强回声光带

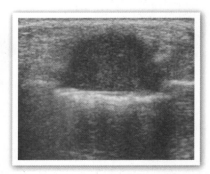

旋切刀凹槽打开时呈1条强回声光带

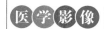

肾组织活检、囊肿硬化治疗、肾盂穿刺、置管引流、前列腺穿刺活检、前列腺癌粒子治疗等；在妇产科中有卵巢囊肿硬化治疗、羊膜腔穿刺、卵泡穿刺取卵等；在心血管系统中有二尖瓣球囊扩张、冠状动脉血管内超声等。最近几年乳腺癌发病率增高，比较流行的是超声引导下的乳腺肿瘤麦默通（mammotome）微创旋切，它伤口小，既满足了女性爱美的愿望，又能获得准确的病理，还能完整切除肿瘤。

　　超声介入动态实时显示、引导灵敏准确、无辐射、操作简便、费用低廉，将来的临床应用会更加广泛深入。

神奇的超声碎石

　　人体内的结石有很多种，如肾结石、膀胱结石等。如果能不经手术的痛苦而将结石排出体外，这是多么美好的事情。超声波碎石就满足了人类的这一愿望。其原理是将超声波直接或间接传给结石，在结石表面产生反射波，在结石前界面产生压力作用，在结石后界面超声波被再次反射，产生张力作用，结石表面的压力和张力大于结石的抗压强度和抗张强度，结石碎裂。目前主要应用的方法有两类：体外冲击波碎石（非接触式）和体内碎石（接触式）。体外冲击波碎石为非侵入性治疗，对人体损伤少且成功率高，应用较多。体内接触式碎石属侵入式，需要相关的内窥镜配合使用，操作技术和条件要求较高，但效果更好，应用也很广泛。

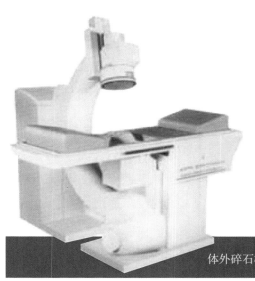
体外碎石机

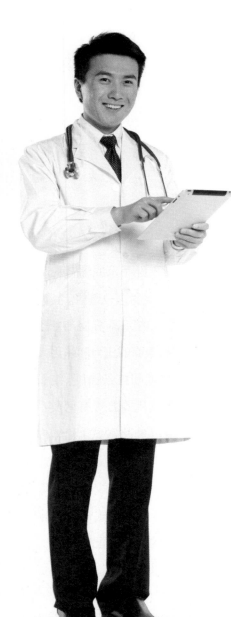

寄予厚望的超声波节育

计划生育是我国的基本国策。长期以来主要靠女性避孕来实行，男性接受结扎的人数很少。超声波可以改变细胞膜的渗透性，引起离子平衡失调，使精子发生过程退化，干扰精子生成。超声波还能将输精管壁加热，破坏输精管壁细胞，并令它们凝结而将管口堵塞。超声波就是通过抑制精子的发生、成熟及阻断精子排出以达到节育目的。超声节育在女性节育措施中主要是采用高强度超声，照射胚胎一定时间后，导致胚胎发育终止。

总之，超声波节育方便、无痛苦、无损伤，是非常有发展前途的。

白内障患者的福音
——超声乳化治疗

白内障过去主要治疗方法是囊内摘除手术。超声乳化治疗白内障是利用超声的机械效应完成的，如空化效应、触变效应等。先在角巩膜缘做一微小切口，用超声波将晶状体核粉碎，使其呈乳糜状，然后连同皮质一起吸出，属于囊外摘除术式。该手术切口小、更安全、时间短，视力恢复好，效果更理想。白内障超声乳化手术已成为目前治疗白内障的最主要、最理想的手术方式。

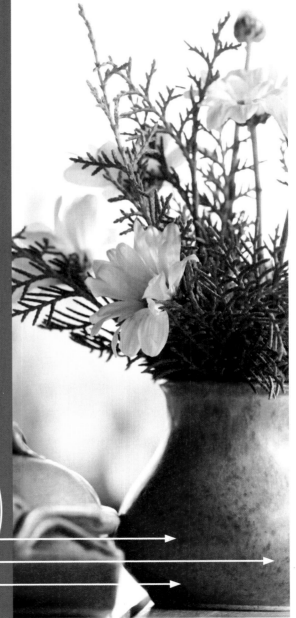

牙齿白是超声 "刷"出来的

"唇红齿白，明眸皓齿"从来被视为美丽的一种标志。人人每天都刷牙，就是为了保持口腔清洁健康，拥有一口洁白的牙齿。由于刷牙次数、时间、方法等缺陷，牙石和牙菌斑在牙齿表面的积聚是不可避免的。通过超声波的高频震荡作用去除牙石和菌斑，就是洗牙，它具有舒适、高效、优质、省时、省力的特点。它能保护牙龈及血管不受损伤，故被称为不出血手术。

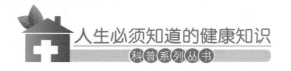

超声医学新技术、新方法有哪些

　　超声如今更加深入地应用于临床诊断方面，三维成像法、组织定征诊断法、谐波成像法、超声CT、超声显微镜等超声诊断方法及腔内超声诊断技术，如经血管内超声、经阴道超声等层出不穷。在治疗方面，除超声介入外，超声穴位疗法、超声药物透入疗法、超声雾化吸入疗法、超声血管成形术、超声基因疗法等新技术、新方法也开始得到应用。简单说，超声的发展趋势就是从二维超声向三维、四维超声发展；从彩色多普勒向能量及造影超声发展；从单一体表超声向腔内及介入、治疗超声发展。

21世纪肿瘤无创治疗新技术——HIFU刀

　　高强度聚焦超声（high intensity focused ultrasound,HIFU）是利用超声波具有的组织穿透性和可聚焦性等物理特征，将超声能量聚焦于体内某一靶区，使靶区内的肿瘤组织瞬态高温（0.1~0.3s内升高至65℃以上），使肿瘤组织发生不可逆的凝固性坏死，从而达到治疗的目的。中国的HIFU刀临床应用及研究在世界上处于前列，1999年它被列入国家"863"计划。HIFU可以治疗乳腺癌、肝癌、恶性骨肿瘤、软组织肉瘤等。它治疗安全、疗效确切、适应症广、无感染及明显的围术期风险，也没有放疗、化

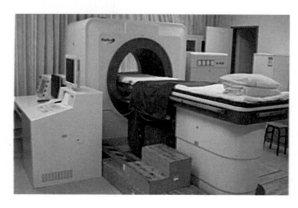

疗的污染和毒性等不良反应。它改变了传统的肿瘤治疗方法，使肿瘤局部治疗从有创的外科手术和介入治疗跨入无创治疗这一前沿领域。有国际专家评价它是今后全球最重大的前沿技术之一，并预测它可能会取代外科手术。

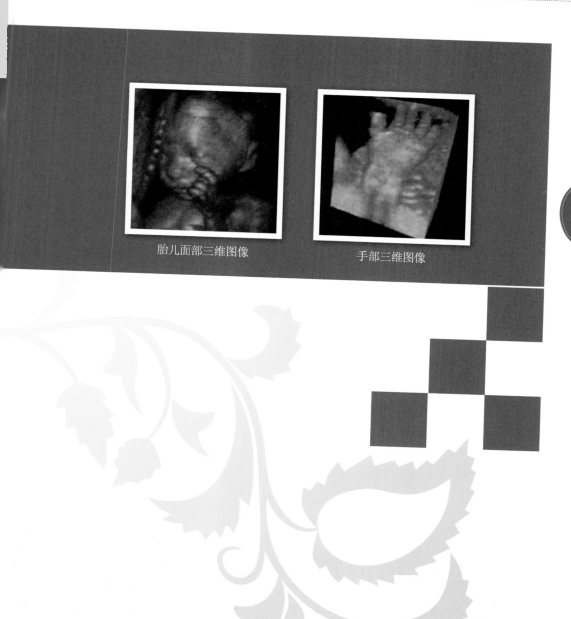

胎儿面部三维图像　　　　手部三维图像

超声医学，于无声处；看：惊雷

（本章编者：王铁柱　杨敬春　王宁　段军　赵天佐）

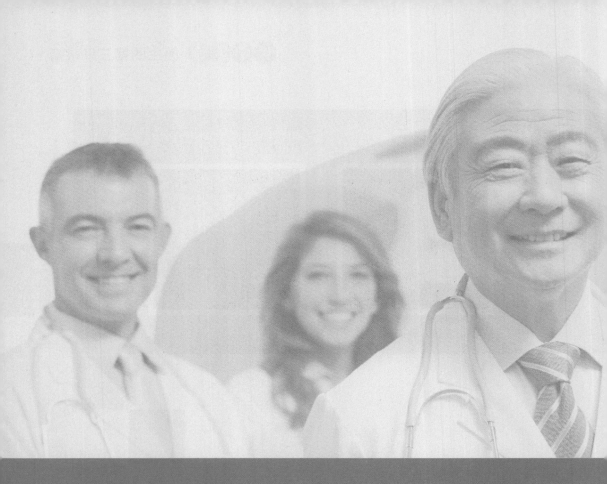

HE YIXUE,YI BEI WUJIE HE QINGSHI DE YIXUE YINGXIANGXUE

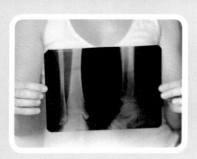 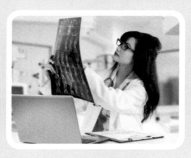 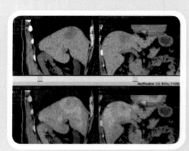

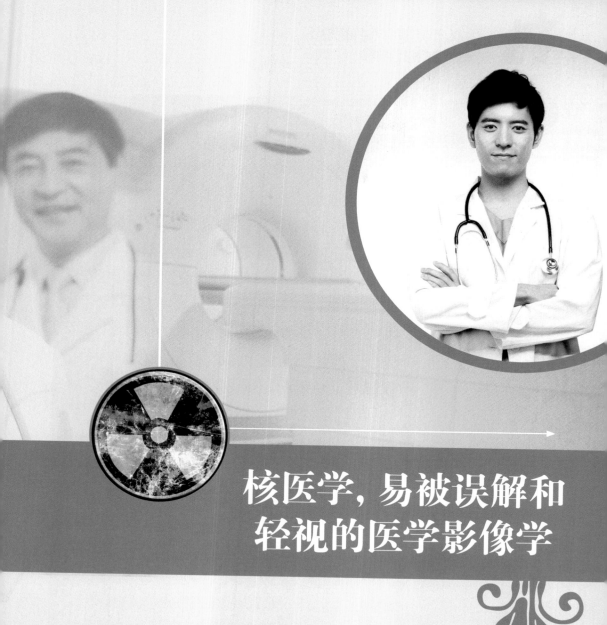

核医学，易被误解和轻视的医学影像学

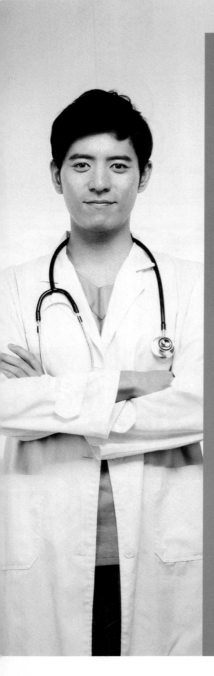

　　朋友，如果你或者亲友因病在规模较大的医院看过病，或者住过院，医生或许会建议、安排核医学方面的检查与治疗；如果没有医学专业方面的知识，你可能会对核医学及其作用较为陌生，甚至会与"核武器"关联想象，误解核医学。在十多年前，因为我们国家的经济还不甚发达，科技水平还相对落后，核医学多集中在全国一线大城市的大型医院，即便是医生，不少人对核医学也是一知半解。近十年来因我国经济的腾飞，这种状况得到极大的改善，核医学在一些中等级城市迅速展开，集顶级高科技于一体的PET/CT的年装机速度位列世界前列。在我国，核医学这种曾经"贵族式"的医学影像学，正在从大型医院向中小医院普及，为更多的患者带去福音。

　　其实，核医学发展的历史与X线一样长，临床应用的时间要早于CT和MRI，按长幼排序，至少应高居影像医学的次席。因核医学无论在其设备、药物、场地的管理原则上，还是在其临床应用上，均不同于常规的放射学，有其独特的一面，所以，在绝大多数医院，核医学是独立成科。目前，核医学迎来了高速发展和飞跃的新时代，以图像融合技术引领医学影像学的潮流，PET/CT和SPECT/CT设备开启了"大影像医学"的时代。

　　以下对核医学的相关知识与临床应用加以简述，以期为提高大众的"健康素养"尽绵薄之力。

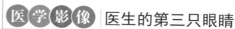

核医学相关的基础知识

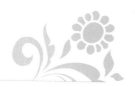

核医学是现代影像医学大家庭的重要一员

如果要追根溯源，核医学和传统放射学诞生于同一时刻，即1895年发现伦琴射线（即X射线）之时，从这一点说，它们是"双胞胎"，但是，随后它们按照各自不同的轨迹前行，带给公众的印象就有了天壤之别。此事件之后的一百多年间，科学家们以高瞻远瞩的睿智目光和脚踏实地的辛勤工作，造就了今天我们医学影像学的两个重要分支的繁荣景象。其一，利用仪器设备发出的射线（为X射线），使之穿过人体组织，再由仪器接收经过身体"阻挡"后的残余射线量，经过分析、重建成

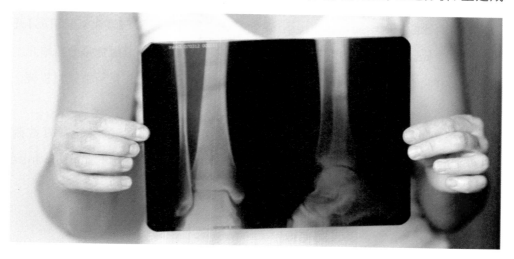

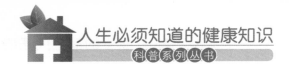

为各种"密度"图像，这就是传统X射线和CT的成像原理。其二，科学家受X射线成像原理的启发，逆向思维，用能发出射线（为γ射线）的核素标记不同的物质，并将之导入体内（静脉注射或口服），利用特殊的设备跟踪这些标记有放射性核素物质在体内不同器官和组织的分布情况，经过计算、重建成为"核素示踪图像"，这就是核医学成像的秘密；因此，核医学的主要设备单光子发射型计算机断层仪（single photon emission computed tomography, SPECT, 简称ECT）和正电子发射型断层仪（positron emission tomography, PET），"发射型"开宗明义道出核医学检查的"精髓和灵魂"。就此话题可以再深入一点，X线和CT检查的射线来自身体外部，所检查的对象无论是活着的生命，还是非生命的物体，均可"看到"其内部结构（金属类物体除外）；而核医学检查，因射线来自身体内部，只有在活体生命体内示踪剂才能随血流到达不同器官组织，并因血流量和代谢水平不同产生"差异性"分布，最终能采集成像，所以，核医学图像反映了活体组织的功能状况，又称之为功能显像。

这样我们就可以给核医学下一个简洁的定义，核医学就是利用放射性核素有关物理特性与放射性药物的药代动力学原理对疾病进行诊断性显像、检测以及治疗的一门医学学科。说得更简单一点，核医学图像反映的是放射性药物在体内的代谢情况，不同的放射性药物可以反映不同器官、组织的血流和功能状况。核医学按其应用可分为诊断核医学和治疗核医学。诊断核医学分为依赖SPECT或SPECT/CT开展的检查单元，依赖PET或PET/CT开展的检查单元，以及体外放射免疫分析单元。核医学已成为临床医学诊断与治疗实践中不可缺少的一部分，其作用越来越重要，是医学影像学家庭中的重要一员。

需要说明一点，体外放射免疫分析属微量物质分析，所用的标记核素放射剂量极其微弱，且逐渐被无放射性的化学发光免疫分析（chemiluminescence immunoassay, CLIA）取代，现多归属于检验科室，本书不涉及相关内容。

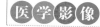

最常使用的医用核素及其物理特性

从核医学诞生至今，人们尝试了多达几十种的放射性核素应用于医学实践，他们有三个方面的来源：核反应堆、加速器和核素发生器。经过临床的淘汰，目前常用的医用核素集中在十余种范围内。就临床应用价值而言，目前使用最广泛的核素有4个：用于ECT检查的碘131（^{131}I）、铊201（^{201}Tl）和锝99（^{99m}Tc），用于PET或PET/CT显像的氟18（^{18}F）。不同的放射性核素发射不同能量的光子，他们标记不同药物后成为"示踪剂"，应用ECT、PET/CT等仪器就可以发现"示踪剂"在体内的行迹，这与科研人员用设备跟踪野外带有"无线电发射器"项圈的大熊猫的行踪相似。

用于ECT显像的放射性药物，90%以上是用^{99m}Tc标记的。不同的器官的功能显像，标记不同的药物。应用核素显像对器官功能评价以及图像分析，其实质是对所用放射性药物在人体内的药物代谢动力学分析，这就要求核医学医生必须具有影像学、药代学、解剖学以及临床医学全面的知识。

ECT显像探测的对象是γ射线，而核素治疗是利用其β射线的作用。^{99m}Tc在自然状况下衰减到剩余一半的放射剂量的时间（即半衰期）为6.02小时，发射能量

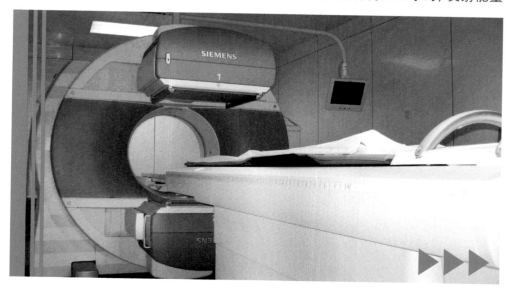

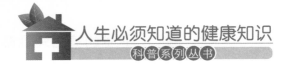
140KeV（KeV是光子的能量单位，即千电子伏特）的纯γ射线，只能用于ECT脏器显像。^{131}I的半衰期为8.06天，主要发射能量364KeV的γ射线和610KeV的β射线；γ射线用于显像，β射线则可用于治疗；^{131}I主要用于甲状腺功能亢进症和分化型甲状腺癌的治疗。^{201}Tl的半衰期为74小时，主要发射能量为60~80KeV的γ射线，用于ECT的存活心肌诊断，现因PET/CT广泛用于评价心肌的存活性，^{201}Tl的应用价值有所降低，应用有所减少。

^{18}F的半衰期为109.8分钟，发射的正电子能量为512KeV，用于PET或PET/CT显像。^{18}F标记的脱氧葡萄糖（^{18}F-FDG）占据PET/CT临床工作量的95%以上，主要由于肿瘤显像、脑代谢显像和存活心肌的评估。PET/CT检查也是目前最为昂贵的医学检查，但对肿瘤病学的贡献是无与伦比的，把肿瘤的诊治、随访、预后水平提升到了一个新的台阶。

医用核素容易被误解和妖魔化

放射性核素是"魔鬼"与"天使"的混合体，并均因她的同一个特性——放射性。我们"谈核色变"，可能来自如下一些原因：其一，我们"阅读"了第二次世界大战期间日本广岛和长崎遭受的原子弹攻击的"世界末日"惨烈景象和幸存者在创伤、疾病折磨中的悲惨生活，这些视觉和心理的冲击震撼灵魂；其二，前苏联的切尔诺贝利核泄漏事故，再次教育人们核灾难随时可以来"拜访"我们，即便是"民用核设施"也可能是双刃剑；其三，冷战期间生产的核武器，足以摧毁我们赖以生存的唯一家园——地球数次，并且核军备竞争依然继续，核威胁依然是强权国家手中的王牌；其四，对中国人而言，20世纪80年代日本电视剧《血疑》，无疑加深了对核素的神秘恐惧；阳光灿烂的幸子因受"钴60"的照射而罹患白血病，"呼唤"出无数善良的中国人同情之泪和对核素深刻反思；其五，我们工业放射性源不时有丢失的报道，并引发局部紧张。

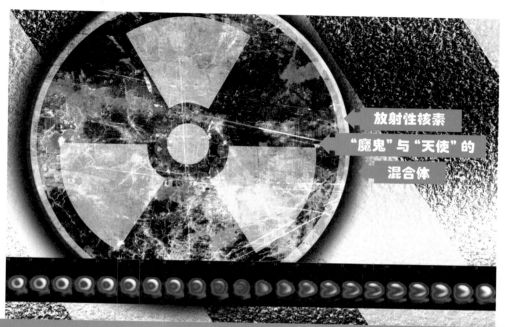

　　其实，就医用核素而言，人们对其"危害"往往担心过度，对它有深深的误解和妖魔化，把它的威胁视同于核武器。其实，单从一次核素显像的辐射剂量来说，远远低于一次X片或一次CT检查，而这两者几乎不被质疑。由此可引出两点思考：一方面，人们往往忽视了因反复的拍片或CT检查带来的潜在伤害，我们时常看到肿瘤患者怀抱大堆各类片子四处求医，每到一个医院，又重复同样的影像学检查，欣慰的是这一问题已经引起重视，有望规范检查；另一方面，核素检查只要按规范执行是安全的，可以放心，当然，还是要严格核素检查的频次，减少不必要的放射性损伤。从60多年的核医学的实践证明，医用核素是非常安全、实用和有巨大价值的，不应与"核武器"混为一谈。

　　导致人们对医用核素误解也有我们从业者的责任。开展核医学的医院较少，相对集中在大城市，医学科普宣传缺失，不但大众不明所以，就是大部分基层医生或低年资医生也是知之甚少。我国政府对医用核素管理十分严格，其警戒级别"等同于枪支管理"，而且是多部门联合管理，加剧了"核素"的紧张氛围。

核医学检查的注意事项有哪些

（1）防辐射。这是大家最为关切的问题，也是质疑最多的问题。因为核素检查均有一定量的放射性，防辐射措施是必需的。核医学检查的场所需要按国家相关规定建设，防止放射性对工作人员和周围环境的辐射。工作人员在注射药物和采集图像时应穿铅衣；应佩戴放射性照射剂量笔，检测一段时期内的照射剂量，并行相应的工作调整。告示患者以及家人必要的保护性措施：检查者在检查后2~3天内尽量避免接触婴幼儿，一般来讲，^{99m}Tc标记类药物检查项目，检查后大约30小时，患者体内放射性接近正常；距离是最好的防护措施，在检查后24小时内，患者最好与他人保持适当距离，1米以上的距离是比较合理的；大剂量的^{131}I治疗应在具有防辐射处理的房间留观。

对于患者而言，每年行2~3次核素检查是安全的，但仍需限制年检查次数，以及两次检查的间隔时间。

（2）知情同意。核素检查前，医护人员应向患者告知相关知识，以及检查的必要性和防护原则。对于核素治疗，应做到知情同意，并签署相关协议。

（3）关于检查前的饮食问题。除特殊要求外，大部分ECT检查患者可正常饮食。PET/CT全身以及脑检查，前日晚上清淡饮食，当日晨起禁食水，血糖应控制在正常范围内；但PET/CT心肌显像在注射药物前应给予口服葡萄糖，提升血糖。注射放射性药物后，可大量饮水，加速尿液中的放射性清除。应用^{131}I行检查或治疗时，应禁食含碘食物（主要为海产品）3日以上，停服抗甲状腺药物3周，以免对结果造成干扰影响。

（4）关于核医学的诊断原则。核医学检查主要是功能显像，具有敏感度高而特异性较低的特点，所以对检查结果得分析要结合病史、化验结果以及其他影像资料进行综合评价。所以，在检查时应带上患者病历以及相关其他检查资料。

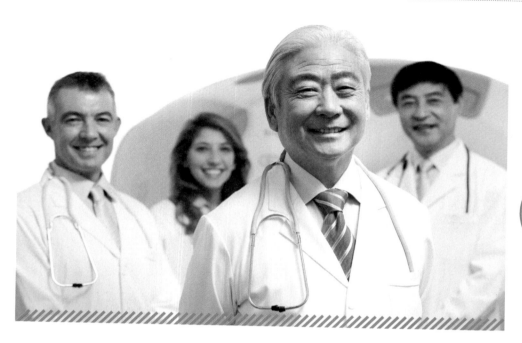

核医学的发展简史：每一阶段的核医学设备代表了当时的高科技水平

从1895年至今，核医学也有115岁高龄了。回过头来看看核医学的发展历程，大致经历了起步、成长、成熟和飞跃4个阶段。在各个阶段核医学的主流设备是引领时代科技潮流的，先进的设备和技术带来了最新的诊断水平提升和人们医学理念的更新。

（1）起步阶段：从1895年发现伦琴射线（即X射线）到1949年γ-闪烁仪的出现。这一时期，X射线得到了极大的发展和广泛应用，尤其将骨关节损伤（如骨折）和肺部疾病（如肺炎、肺肿瘤）的诊断提升到一个新的高度，在战伤救治中发挥巨大作用。相对而言，这个阶段的核医学进展较为缓慢，主要是针对放射性核素的物理特性的研究，以及探索其应用于临床医学的可能性，对核素的标记技术进行了初步尝试。

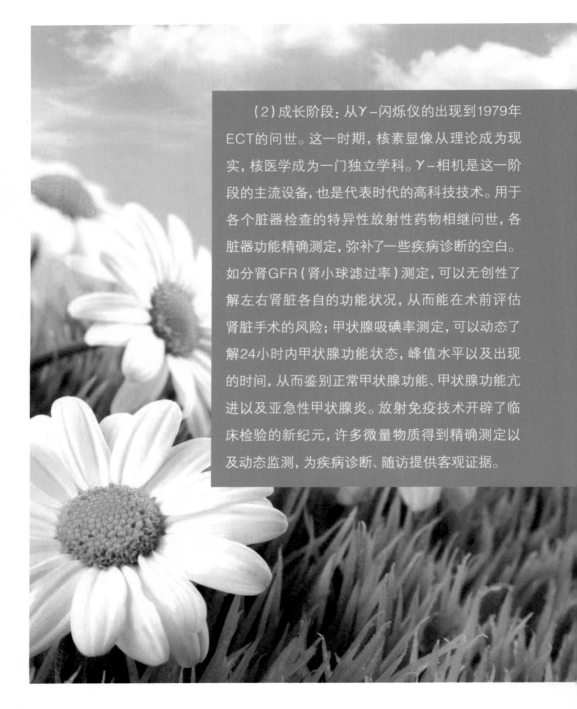

（2）成长阶段：从γ-闪烁仪的出现到1979年ECT的问世。这一时期，核素显像从理论成为现实，核医学成为一门独立学科。γ-相机是这一阶段的主流设备，也是代表时代的高科技技术。用于各个脏器检查的特异性放射性药物相继问世，各脏器功能精确测定，弥补了一些疾病诊断的空白。如分肾GFR（肾小球滤过率）测定，可以无创性了解左右肾脏各自的功能状况，从而能在术前评估肾脏手术的风险；甲状腺吸碘率测定，可以动态了解24小时内甲状腺功能状态，峰值水平以及出现的时间，从而鉴别正常甲状腺功能、甲状腺功能亢进以及亚急性甲状腺炎。放射免疫技术开辟了临床检验的新纪元，许多微量物质得到精确测定以及动态监测，为疾病诊断、随访提供客观证据。

（3）成熟阶段：从ECT的出现到2001年PET/CT的推出。这一阶段得益于计算机技术的高速发展和应用。断层采集的应用，使得核医学图像从二维过渡到三维，图像清晰度大为提高。这一时期，逐渐规范了各脏器的检查程序和评价标准，核医学在各个大型医院相继开展，并向中小医院扩展。核医学在临床上的重要性和地位得到确认和巩固。PET/CT的应用，标志着核医学的诊断水平从器官级别提升到分子级别水平，能反映细胞内分子的代谢能力。

（4）飞跃阶段：PET/CT 与 ECT/CT的出现开启了图像融合的时代。影像医学发展的大趋势是功能显像与解剖结构显像的互补和融合。首先是在观念的更新和融合，各影像分支学科不再相互排斥和抵触，接纳对方的优势以弥补自身的不足。其次，设备上"二合一"，PET/CT、ECT/CT一体机的出现把功能和形态显像的优势互补展示得淋漓尽致，成为现代影像设备的"极致"。PET/CT的出现使肿瘤学的诊治水平跃上新的台阶。PET/MRI一体机也即将用于临床。

总之，核医学有"漫长"的历史，经历了缓慢的起步、快速的成长、辉煌的现在，也必将有灿烂的未来。

核医学，易被误解和轻视的医学影像学

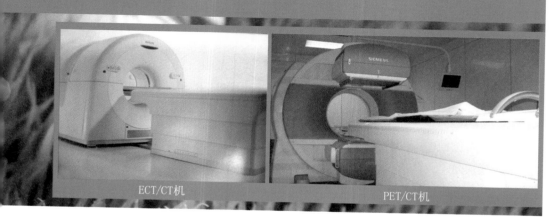

ECT/CT机　　　　　　　　　　　PET/CT机

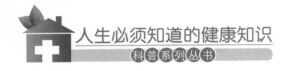
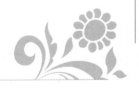
诊断核医学篇

现今, 核医学是现代医学影像学的重要成员之一, 在临床实践中发挥巨大作用。核医学对各个脏器功能检查以及肿瘤的诊断、分期、随访, 具有其他影像学不可替代的作用。

骨显像是核医学最具优势的检查, 在肿瘤骨转移诊断的领先地位"固若金汤", 不可撼动

骨骼与关节构成人体的支架, 使得我们能够站立、行走和奔跑, 我们可以从一个地方随意到达另外一个陌生的地方。因此, 在各类伤害事件中, 骨与关节的损伤最为常见。X线是诊断骨折的最常用和经典的方法, 但是对一些轻微骨关节损伤、儿童的骨损伤以及多部位损伤常常会遗漏, 而核素骨显像正好可以弥补这种不足。

(1) 核素骨显像的原理

用于骨显像的放射性药物是^{99m}Tc-MDP, 即亚甲基二磷酸盐, 含有"P-C-P"结构, 静脉注入后可被骨骼中的羟基磷灰石吸附参与骨盐代谢。当骨骼因各种原因损伤后, 修复过程中局部骨盐代谢增加, 静脉注入^{99m}Tc-MDP后, 在损伤局部可以探查到放射性聚集灶。利用此原理, 可以对全身受损伤部位骨骼准确定位诊断。因注射显像药物^{99m}Tc-MDP从血液中被骨摄取, 达到平衡需要一定的时间, 一般来

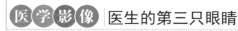

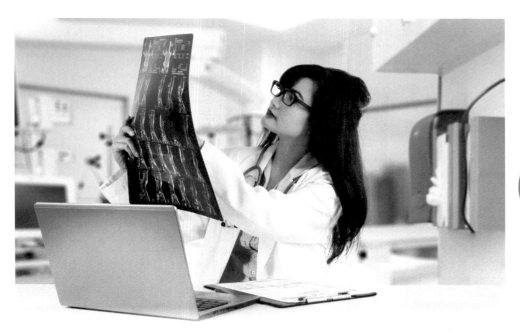

讲，注射药物后2~4小时内均是显像的适宜时间。注射药物后2小时内多饮水，增加尿液，可加速血液中放射性药物的排除，有利于减少骨外器官的辐射损伤。小便时应注意不要让尿液污染衣裤和身体，否则会出现"伪影"，干扰诊断。

（2）骨显像优势

ECT在临床上应用最广泛、最有价值检查项目就是骨显像，占核医学显像工作量的1/3多。骨显像对肿瘤骨转移灶和隐匿性骨损伤的定位诊断具有其他影像技术无法超越的优势。其一，全面性，一次检查可完成对全身所有骨骼代谢情况的判断；其二，高敏感度，骨显像对轻微骨损伤即有反应，对于肿瘤骨转移可早于X线或CT、MRI等影像学6个月发现病灶。骨显像也可作为早期骨关节损伤的筛查，国外对于运动性骨关节损伤的诊断顺序就是：首先骨显像寻找可疑部位，再行MRI确诊。

现今，ECT/CT的广泛应用，可将ECT与CT各自的优势完美结合，既可早期发现病灶，又可准确定位，并能提供病灶局部精确的结构关系，达到了"1+1>2"的超值效益，改变了曾经单纯ECT诊断的局限性和"模糊性"。

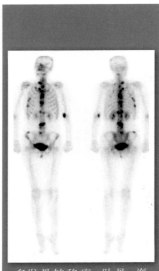

多发骨转移瘤：肋骨、脊柱、髂骨见大小不等多发浓聚灶。

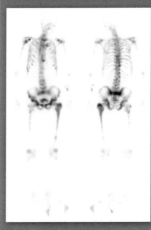

超级骨显像（多发骨转移瘤）：肋骨、脊柱、髂骨、股骨放射性摄取普遍异常最高，且不均匀；双肾影淡。

（3）骨显像的临床应用

骨显像主要由于肿瘤骨转移的诊断、原发性骨肿瘤定位、隐匿性骨损伤定位、骨髓炎以及股骨头坏死早期诊断、关节置换术后并发症的鉴别以及代谢性骨病诊断等。

1）骨转移瘤的骨显像

晚期恶性肿瘤常常有骨转移，骨显像是诊断肿瘤骨转移最敏感和全面的方法。肺癌、乳腺癌、前列腺癌以及大肠癌等骨转移较为常见。骨显像对骨转移瘤检出率可达94.3%，而X线仅为60%，且早于X线3～6个月发现异常。骨显像敏感性极高，但特异性较低，适宜早期发现或筛查骨转移瘤，并对患者预后有极大的参考价值。

恶性肿瘤骨转移在^{99m}Tc-MDP骨显像上主要表现为部位不定与形态不规则的放射性异常浓聚灶。骨转移的浓聚灶可为单发，也可多发。部位以肋骨、脊椎骨最为多见，其次为颅骨、髂骨、肩胛骨和股骨。

因为良性骨病如外伤、骨关节退行性病变等骨显像也可出现异常浓聚灶，有时与骨转移瘤鉴别存在一定的困难，诊断就需要行局部断层，并结合病史以及其他影像资料综合考虑，必要时需定期复查，了解动态变化情况，一般来讲，良性病变随时间推移病灶变淡或消失，而骨转移病灶会扩大或出现新发病灶。

值得注意的是，在骨显像上部分多发骨转移可表现为超级骨显像或放射性缺损灶。超级骨显像的特征表现为全身骨骼放射性摄取异常浓聚，双肾不显影或显

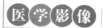

影较淡；但超级骨显像既可见于弥漫性骨转移患者，也可见于由甲状旁腺功能亢进所致的代谢性骨病患者。如骨转移局部为溶骨性病变或局部血供明显减低，骨显像则表现为局部减低区或缺损区。

另一个值得注意的是骨显像复查时出现的"闪烁现象"，这是骨转移灶治疗后好转和骨修复的标志，而非恶化。所谓闪烁现象是指，骨转移治疗1~3个月内，患者临床症状明显好转，但复查骨显像时原已明确的转移灶放射性摄取更加浓聚，若3~6个月再次复查骨显像则浓聚现象消失。第二次显像的骨病灶内浓聚提示为良性修复，如考虑转移加剧则与临床表现不符，这是非常重要的临床分析线索。可见，对骨显像结果的分析不仅仅关注显像本身，还应结合临床表现、其他资料综合分析，甚至是动态骨显像复查随访。

2）隐匿性骨折骨显像

完全性骨折的最佳诊断方法无疑是X线，但是对于特殊部位骨折如手部与足部小骨的骨折、微小骨折如疲劳性骨折，以及软骨损伤X线常常无能为力，这就需要借助核素骨显像来诊断了。

骨显像在骨折24小时即可发现异常浓聚，可发现早期X线检查不能发现和遗漏的病灶。尤其在发现隐匿骨折和微小损伤有X线无法比拟的优势。军训或体育运动中常致应力性骨折，X线常为阴性，骨显像则可早期明确诊断。在国外，运动性骨关节损伤如足球运动损伤，规范的检查程序是骨显像筛查出受伤部位，再行局部MRI明确是骨损伤还是软骨损伤抑或软组织损伤。

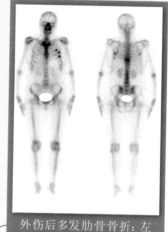

外伤后多发肋骨骨折：左3、4、5前肋应力线上多发浓聚；胸9椎体浓聚为压缩性骨折。

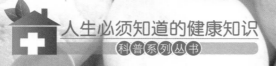

3)股骨头坏死骨显像

股骨头坏死也是常见的骨病,主要表现为股骨头区剧烈疼痛,多因外伤或供应股骨头的血管损伤。长期饮酒或长时间服用激素均可导致高脂血症,极易导致股骨头供血血管栓塞,发生股骨头坏死所致。在股骨头未塌陷之前,X线或CT检查看不出任何结构改变,而骨显像可先于X线3~6个月发现异常。骨三时相显像可提高诊断的准确性。股骨头坏死的不同阶段在骨显像的表现上有不同的特征,早期患侧股骨头放射性减低,中期放射性浓聚,晚期放射性再次减低。

4)骨显像的其他方面应用

骨显像对骨髓炎的诊断具有优势,可以早于X线明确诊断。骨显像可显示类风湿关节炎所侵犯的关节范围与严重程度。骨显像还可用于原发性骨肿瘤的诊断和随访。骨显像时若发现有软组织凝聚灶,多反映该部位有钙化灶。

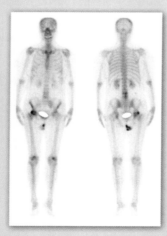

股骨头坏死:骨显像双侧股骨头放射性浓聚,右侧为著;腰4、5棘突放射性增高,为退行性变。

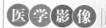
医学影像 医生的第三只眼睛

核素显像是诊断心肌存活的金标准，冠心病冠脉再通的前提条件是受损伤的心肌还活着

核素显像主要分为ECT的心肌灌注显像和PET/CT的心肌代谢显像。

(1) ^{99m}Tc-MIBI心肌灌注显像

1) 原理　心肌灌注显像药物为^{99m}Tc-MIBI（甲氧基异丁基异氰），静脉注射后流经冠脉到达心肌，被心肌细胞摄取，心肌细胞摄取的量与局部血流量成正比关系，据此，可以了解心肌供血情况。心肌灌注显像又可分为静息显像和负荷显像：前者是在安静状况下的心肌显像；而后者是在给予心脏一定"负荷"下的显像，又可分为药物负荷显像和运动负荷显像，负荷心肌灌注显像可以提高冠心病的检出率。

核素心肌灌注显像是通过"观察"局部心肌供血情况来诊断冠心病、指导治疗和疗效评价。心肌灌注显像和CTA（CT冠脉成像）均可对冠心病高危人群筛查，均是无创性心脏检查；但他们各自检查的原理不同，"目标"不同，且各有自己的优势。如果说心肌好比"一方水田"，血液是水，那么，冠脉正是引水入田的"水渠"。CTA或冠脉造影的目标是冠脉，是检查冠脉内有无粥样硬化斑块以及管腔的狭窄程度，关注的是"水渠"的通畅与否；心肌灌注显像的目标是心肌，是了解心肌有无缺血以及严重程度，关注点是"田里有无活水来"。对大多数患者而言，二者的检查结果是一致的，但也可少数"不匹配"。长时间的冠脉狭窄后，远端的心肌可以通过侧支循环获得血供，会出现CTA异常，而心肌灌注显像正常；相反，一些供应心肌的细小血管病变，虽然冠脉主干通畅，但患者会有心肌缺血症状，临床上称之为"X综合征"，则可出现为CTA正常，而心肌灌注显像局部血流减低。

^{201}Tl也是常用的心肌灌注显像药物，其成像原理与结果分析与^{99m}Tc-MIBI大致相同，不再赘述。

2) 临床价值　心肌灌注显像的主要临床价值集中在三个方面：诊断冠心病，评

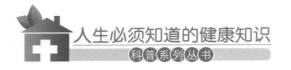

价缺血心肌的存活性,评价冠脉再通的疗效。

现今许多医院都开展了狭窄冠脉的介入治疗,成功挽救了许许多多濒临"死亡"的心肌,解除了患者心梗或再次心梗的危险,能有效避免心源性猝死。但是,冠脉介入治疗或"搭桥术"的前提是缺血心肌具有活性,判断心肌是否存活是核素检查的独特优势。

静息与负荷心肌灌注显像可以初步判断缺血心肌的存活性:当静息或负荷心肌显像局部放射性减低而无缺损,提示局部心肌有活性;如静息与负荷显像局部心肌均为放射性缺损,则提示心肌严重缺血或无活性。

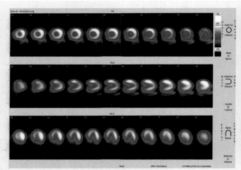

正常心肌灌注显像:
各壁心肌放射性分布均匀。

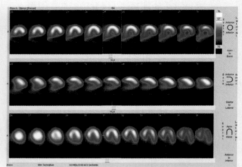

缺血心肌灌注显像:壁与后壁心肌放射性
缺损与稀疏,为心梗所致。

(2)^{18}FDG-PET/CT心肌代谢显像

1)原理 ^{18}FDG为氟化脱氧葡萄糖,性质与脱氧葡萄糖相似,可参与葡萄糖代谢的最初步骤,能反映体内各组织、器官以及病灶的葡萄糖的代谢水平。正常情况下,心肌的代谢底物是脂肪酸和葡萄糖。空腹时脂肪酸是心肌细胞的主要能源物,而进食后葡萄糖是主要的能源物质。在缺血状况下,局部缺血心肌处于无氧代谢状态,葡萄糖成为唯一可利用的能源物质。

2)临床价值 在心肌遭受严重缺血时,心肌本能地采取一系列的自我保护性措

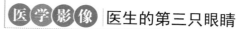

施,如"冬眠"和"顿抑"来降低自身的代谢,保存自己,等待"再灌注"机会。临床上如仅仅依靠静息与负荷心肌灌注显像来判断,会低估了心肌的存活性,精确的判断需要依据PET/CT代谢显像。因此,在"葡萄糖负荷"条件下,^{18}FDG-PET/CT心肌显像可以反映缺血心肌的代谢水平,从而评价其存活性。

^{18}FDG-PET/CT心肌显像,存活心肌放射性摄取增加,而坏死心肌无放射性摄取。只有对存活心肌实施冠脉介入治疗或搭桥术等冠脉疏通术或再通术,才会有良好的临床效果和意义。

甲状腺显像的主要价值 是评价功能而非鉴别良恶性病变

（1）原理:甲状腺是人体重要的内分泌器官,甲状腺能从血液中摄取无机碘,并合成、存储、分泌甲状腺素,在维持机体新陈代谢、生长发育方面起到重要作用。因为甲状腺有摄取碘的特性,临床上可用^{131}I显像来评估甲状腺功能。而锝与碘为同一族化学元素,具有相似的化学性质,现今多用^{99m}Tc取代^{131}I行甲状腺显像。^{99m}Tc甲状腺显像有更多的优势,容易获得,半衰期短,无β射线,对甲状腺组织无放射性损伤。

（2）临床价值:许多临床医师都希望核素甲状腺显像能区分良、恶性甲状腺结节,其实这高估了它的能力。核素甲状腺显像中的"冷、凉、温、热"结节,只表示与正常甲状腺组织对比结节摄取放射性的程度,可视为一种功能指标,对鉴别良、恶性帮助不大。核素甲状腺显像的最大优势是评价甲状腺的功能,可

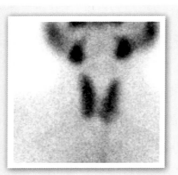

正常甲状腺与唾液腺核素显像：甲状腺、腮腺、颌下腺显示清晰，放射性分布均匀。

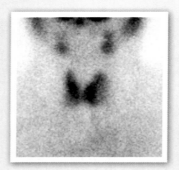

甲状腺结节核素显像：左叶甲状腺外侧"凉"结节，其放射性摄取较正常甲状腺减低。

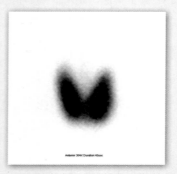

甲状腺功能亢进核素显像：甲状腺弥漫增大，放射性摄取异常增高，唾液腺被甲状腺的"光芒"所掩藏。

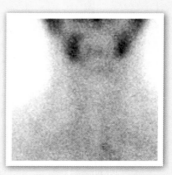

亚甲炎核素显像：甲状腺不显影，呈现"荒芜"，唾液腺显像正常。

早期诊断甲亢和甲低，可以早期诊断亚急性甲状腺炎。由于亚急性甲状腺炎的初期，患者表现为"甲亢症状"，血清甲状腺T3、T4水平增高，容易误诊为甲亢，而二者的治疗方向完全相反，核素甲状腺显像能容易区分二者。真正甲亢患者的甲状腺显像表现为甲状腺弥漫增大，放射性摄取异常增高；亚甲炎患者的甲状腺无放射性摄取或摄取极低，呈现"荒芜型"改变。正常情况下唾液腺与甲状腺一同显像，且放射性摄取大致相当，据此也可对唾液腺功能进行评估。

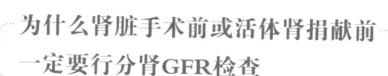

为什么肾脏手术前或活体肾捐献前一定要行分肾GFR检查

（1）分肾GFR检查临床价值。我们知道，在行一侧肾脏手术之前，手术医师应了解健侧肾脏的功能；在对活体肾捐献者术前，也应了解双肾各自的功能状况；只有在其肾脏功能正常时才可实施手术。如若不行检查，盲目手术，患者可能会因遗留肾或移植肾功能差，人为导致其肾功能不全，给患者带来更大的伤害，并可引发本可不必发生的医疗纠纷。在我们的检查中，发现多例查体者的一侧肾脏无功能，而B超检查肾脏形态并无明显改变。另外，GFR测定可监测移植肾的功能状况。

（2）分肾GFR的原理与诊断。目前，核素GFR测定是评估分肾功能最好的方法。测定GFR的放射性药物是^{99m}Tc-DTPA（二乙三胺五乙酸），性能稳定，静脉注射后90%由肾小球滤过排除，无肾小管分泌与重吸收，故肾脏对其的清除率即为GFR。行GFR测定前，对患者充分水化，即检查前30分钟饮水300～500毫升；放射性药物需"弹丸"注射，注射药物后即刻启动双肾动态采集程序。检查结果从双肾动态图像、肾图和分肾GFR多方面分析。正常情况下，双肾于腹主动脉显像后4秒内显像，双肾放射性摄取为"由低逐渐增高—到达高峰—逐渐下降"的过程；分肾GFR在（40～60）毫升/分钟之间。

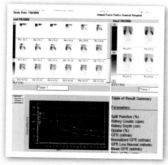

双肾正常肾图与GFR

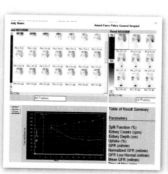

左肾梗阻型肾图，GFR降低；右肾图、GFR均正常

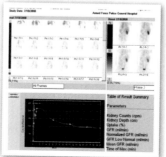

左肾不显影，无功能；右肾图、GFR正常

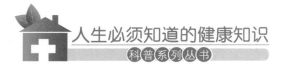

诊断肝血管瘤的"金标准"是肝血池显像吗

肝血管瘤为良性肿瘤，除非有证据证明将会发生"危险"，一般不予处理。B超、增强CT、MRI对大部分肝血管瘤能准确诊断，但对部分肝血管瘤仍难以与包括肝癌在内的其他肝占位病鉴别，并且如怀疑肝血管瘤应禁止行穿刺活检。目前，最准确的无创性诊断肝血管瘤的方法是体内法标记红细胞法的肝血池显像。因肝血管瘤是由内皮发育不成熟的细小"血窦"构成，标记了放射性核素的红细胞进入血管瘤内的时间较长，一旦进入血管瘤内，滞留的时间也较长，利用这种"时间差"的特点，肝血池显像即可准确诊断肝血管瘤，其特异性可达100%；如肝血池显像病灶无放射性浓聚，则可排除肝血管瘤诊断。断层显像可提高肝血管瘤的检出率。

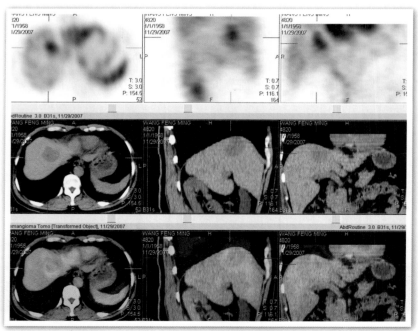

肝血池显像，右肝顶部血管瘤

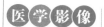
肺灌注显像可以驱散肺栓塞疑云

肺栓塞是临床常见的急症，是肺动脉被"栓子"堵塞所致的急性肺循环障碍。栓子来源以下肢静脉血栓脱落多见，栓子也可是脂肪（骨折后脂肪入血）或羊水（产妇羊水入血），需要紧急溶栓或手术治疗。

（1）原理。核素肺灌注显像是快速诊断肺栓塞最好的敏感方法。所用放射性药物为^{99m}Tc-MAA（大颗粒人血清白蛋白），直径为60~90微米。因肺毛细血管的直径仅为10微米，正常情况下静脉注射的^{99m}Tc-MAA比较均匀地阻塞于双肺毛细血管床上。一次肺灌注显像仅阻塞正常肺血管床总数的0.3%，即使有较大的肺动脉栓塞，不会加重患者的病情；MAA可以在肺内自然降解吸收，不会留下后遗效应。

（2）诊断。肺灌注显像，大的栓塞表现为肺叶或肺段放射性减低或缺损，小的栓塞则表现为局部尖向肺门的楔形放射性减低或缺损，与被栓塞肺动脉所供血的肺部区域一致。由于慢阻肺患者肺灌注显像亦可表现为不规则的放射性稀疏或缺损，过去常常结合肺通气显像来区分慢阻肺和肺栓塞。肺通气显像是反映细小支气管通畅情况，只有肺灌注与肺通气显像均显示相同部位放射性稀疏或缺损才能确诊肺栓塞。因ECT/CT技术的应用，现可以不必行肺通气显像，只要CT上没有慢阻肺等细小支气管改变，肺灌注显像有特征性稀疏或缺损，可诊断肺栓塞。

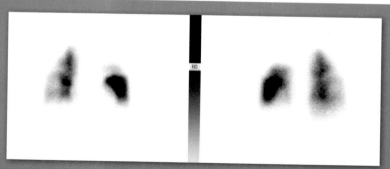

肺灌注显像，右肺外野多发楔形放射性减低区与缺损区；左肺上叶放射性缺损；符合肺栓塞特征。（左图为前位像，右图为后位像）

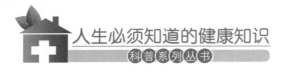
"看得见"的甲旁亢

甲状旁腺功能亢进症简称甲旁亢，多由甲状旁腺增生或腺瘤所致，血液中甲状旁腺素水平增高，多有骨盐代谢异常。甲旁亢分原发性甲旁亢和继发性甲旁亢，长期血液透析患者可继发甲旁亢。甲状旁腺显像的放射性药物是心肌灌注显像药物^{99m}Tc-MIBI，它既可被心肌细胞摄取，也可被人体内的腺瘤或其他肿瘤组织摄取，是一种非特异的肿瘤显像剂。甲状旁腺显像：在注射药物后20分钟和2小时采集图像，断层显像可提高检出率。20分钟采集时，因游离^{99m}Tc被甲状腺摄取，甲状旁腺有可能被"遮掩"，检出率较低；2小时后，甲状腺内放射性逐渐"洗脱"，如有甲状旁腺增生或腺瘤存在，可清楚显示。右图，甲状旁腺显像，2小时采集，右叶甲状腺床上、下极与左叶甲状腺床下极见3个放射性浓聚灶，为增生的甲状旁腺。

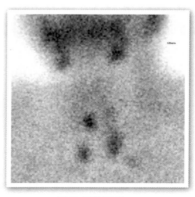

甲状旁腺显像，
右叶2个、左叶1个甲状旁腺显影。

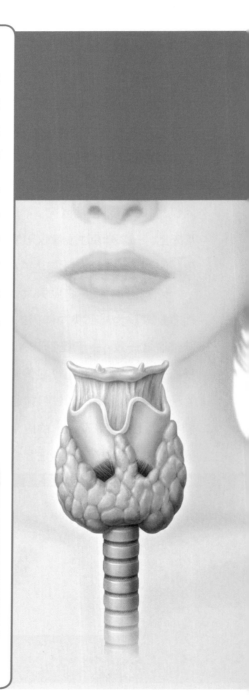

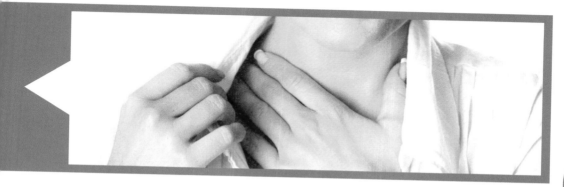

PET/CT，肿瘤诊治从"摸着石头过河"到"见到兔子撒鹰"

　　PET/CT的应用，带来了肿瘤病学诊治的革命性变化。肿瘤的诊断不再成为困惑临床的难题；肿瘤治疗也不再是"摸着石头过河"，而是可以在"看得见目标"下完成，尤其对肿瘤的放射性治疗而言，几乎可以做到"见到兔子撒鹰"。PET/CT的90%的工作是诊断肿瘤的，^{18}F-FDG是应用最广泛的非特异的肿瘤显像剂，结合CT、MRI，可以对肿瘤组织从形态学特征到代谢功能情况进行全面评估。^{18}F-FDG

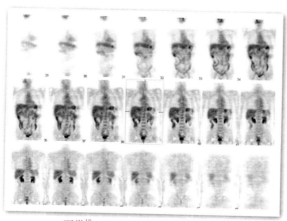

正常^{18}F-FDG PET显像（冠状位）

PET/CT在全面评价肺癌、乳腺癌、胃肠道恶性肿瘤、恶性黑色素瘤等效果良好。因肝脏代谢复杂，部分肝癌对FDG摄取不高，^{18}F-FDG PET/CT应用价值受到限制，但对于肝外转移灶有良好显示；应用^{11}C-乙酸 PET/CT可很好显示肝癌病灶。^{18}F-FDG PET/CT在肿瘤病学上应用的价值由大到小排序为：对恶性肿瘤术前准确分期，指导制定合理的肿瘤治疗方案；精确指导肿瘤放疗，肿瘤的适形放疗和个体化放疗可以做到"有的放矢"；评价肿瘤治疗的效果；鉴别良恶性肿瘤；对肿瘤高危人群的筛查。

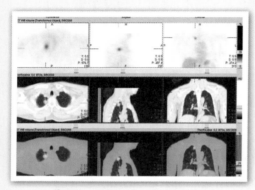

^{18}F-FDG PET/CT显像，右肺尖腺癌

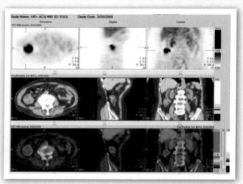

^{18}F-FDG PET/CT显像，升结肠腺癌

"观心术" 有可能吗

人类的大脑无能源物质储备，大脑活动的能源只能依靠从血液中摄取葡萄糖的氧化获得。各个脑区不同的"活动"强度，其葡萄糖消耗的数量会有所差异，这就为我们利用^{18}F-FDG PET/CT研究大脑的功能提供了可行的路径。目前，PET/CT脑显像在临床上主要用于肿瘤的诊断、Alzheimer病的早期诊断、癫痫的定位诊断等。多种受体PET/CT显像逐步从动物实验研究走向临床应用，将会揭示更多的"大脑秘密"。

脑功能的揭秘将是21世纪科学研究的热点，发达国家投入了大量的人力和物力进行"攻关"，PET/CT是最重要的工具。科学家们开始给予志愿者不同的"思维"任务，来观察大脑各区域在代谢上的变化。也许有一天，可以通过大脑代谢图像的改变，能揭示人的"内心隐秘"，那么"观心术"也许就会成为可能，不过那将会完全颠覆现有的道德和伦理规范，或许就是灾难。鉴于人脑功能的极端复杂性，依据代谢图像"读懂"人的思维和意识，会有漫长的路程需要行走。

融合技术的出现，
影像医学将从"分治"走向"统一"

　　PET从20世纪90年代中后期应用于临床，给临床医师带来了丰富的病灶代谢信息，但是并没有解决核医学影像在病灶空间分辨率差的困境。在21世纪初推出PET/CT，PET/MRI也即将推向临床，才真正带来影像医学的革命性变化。PET/CT的应用，不但带来了核医学的飞跃，也带来了肿瘤诊治的革命性变化，甚至带来了影像医学观念的更新。PET/CT融合技术的出现，预示着影像医学的未来必将是从CT、MRI与核医学的"分治"现况走向"统一"。各影像医学专业不再是各自为政，画地为牢，而是互相弥补和借鉴，目标一致，大影像医学时代已经来临。

　　未来的医学影像学是大影像医学的时代，包括医生和设备的重新组合，医生的知识结构拓展，充分发挥各影像单元设备的优势互补，相互印证与呼应，是综合优势大于单元之和。

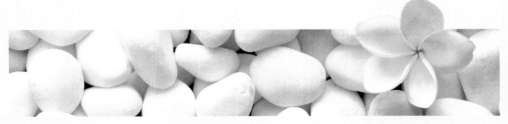

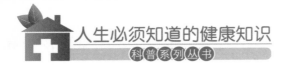
幽门螺杆菌，在呼出的气体里露出了尾巴

幽门螺杆菌是引起消化性溃疡、活动性胃炎以及黏膜相关性淋巴瘤（MALT）的主要原因。十二指肠溃疡患者幽门螺杆菌感染率超过90%，胃溃疡超过80%，幽门螺杆菌是胃癌的第一类致癌因素。对人群幽门螺杆菌的普查以及治疗随访，最简便和准确的方法就是呼气试验，以"^{14}C呼气试验"应用最多。

^{14}C呼气试验是利用了幽门螺杆菌的尿素酶能分解尿素为氨和二氧化碳的原理设计的，这种方法是幽门螺杆菌发现者"天才"的灵光闪现。由于幽门螺杆菌是胃内发现的唯一有尿素酶的细菌，当空腹时服下用^{14}C标记的尿素时，如若胃内有幽门螺杆菌，尿素被分解后的含^{14}C的二氧化碳吸收入血，随血液循环从呼吸道排出。^{14}C可释放β射线，通过特殊的设备，我们可以记录到β射线的存在。如果呼出的气体中发现了β射线的存在，便可确定胃内有幽门螺杆菌存在。^{14}C呼气试验测定幽门螺杆菌敏感性与特异性均达90%~100%，是非侵入性检查首选方法。^{14}C虽然为放射性核素，半衰期长，只释放纯β射线，加之给予的剂量极其低微，对机体不会造成伤害。另外，^{14}C呼气试验只是诊断有无幽门螺杆菌感染，它并不能诊断幽门螺杆菌所引起的胃肠疾病，它不能替代胃镜、X线等检查。

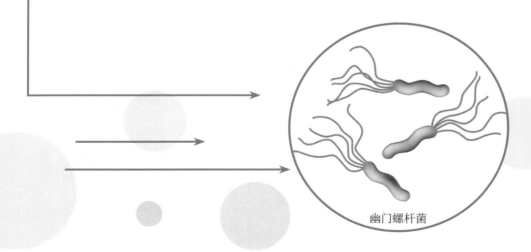

幽门螺杆菌

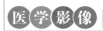
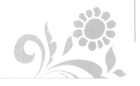

治疗核医学篇

^{131}I是治疗甲状腺功能亢进首选方法

　　甲状腺功能亢进症(简称甲亢)是常见的内分泌疾病,患者表现为一系列代谢增高和多系统症状:心率快、多汗、情绪易激惹、睡眠障碍、食欲亢进、大便增多、消瘦、月经减少、阳痿等;血中甲状腺激素水平增高。因甲亢对多个系统造成损害尤其是心血管系统危害,需要早期积极治疗。常规的治疗方法有三种:药物控制、手术和放射性^{131}I治疗。药物治疗有诸多不足,如服药的时间长、对肝脏功能有损害、粒细胞减少,停药后易复发等;手术治疗有手术本身的风险,颈部遗留瘢痕,不易被接受;而^{131}I治疗甲亢已经走过了近60年的历程,其安全性、疗效得到肯定,是目前公认的治疗甲亢最好的方法,应作为首选。

　　^{131}I治疗甲亢的原理是甲状腺有特异性摄取碘的功能,^{131}I大量聚集在甲状腺内,其β射线可以在近距离"杀死"部分甲状腺组织,从而达到与手术切除部分甲状腺相似的作用与效果。^{131}I治疗甲亢最大的疑虑在于部分患者可能成为永久性甲状腺功能低下,需要终身服用甲状腺素替代治疗。对于这个问题,基本达成统一的认识:①控制好^{131}I的剂量,最好能既有效控制了甲亢,又不造成甲低;②甲低是甲亢的自然病程,即使不用^{131}I治疗,也有甲低的可能;③甲亢对身体的摧残大,如在甲亢与甲低中二选其一,宁可选择甲低,因甲低有非常有效的替代治疗药物,且价格低廉;

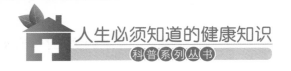
④因^{131}I治疗甲亢非常简便、有效、价格低廉，"激进派"学者主张一次性超大剂量给予^{131}I，直接达到甲低状态，彻底治愈甲亢，然后用甲状腺素替代治疗。

分化型甲状腺癌的治疗已有规范的模式

甲状腺癌在恶性肿瘤中其生物行为相对较为"温和"，大部分早期手术切除后，不影响患者的自然寿命，即使是甲状腺癌转移的患者仍能"带瘤生存"较长时间。对于分化较好的甲状腺癌，其癌组织具备正常甲状腺的一些特性，如摄取碘，对于这类甲状腺癌，治疗模式基本固定下来，分三步走。第一步，外科次全切除；第二步，用大剂量^{131}I清除残余甲状腺组织和转移病灶，剂量为100mCi，清除残余甲状腺组织就消灭了甲状腺癌复发的"土壤"，如发现还有转移病灶，需追加剂量；第三步，终生甲状腺素替代治疗。甲状腺素替代目的有二，其一维持体内正常甲状腺素水平，满足正常代谢所需；其二，降低血中TSH（促甲状腺素）的水平到达正常，减少刺激甲状腺癌复发的因素。分化型甲状腺癌经过"手术+^{131}I治疗+甲状腺素替代"规范治疗可使其复发率由单一手术的20%～30%降低到3%以下。甲状腺癌患者的^{131}I治疗需要有特殊的房间，排泄物需要特殊的存储、衰变处理。

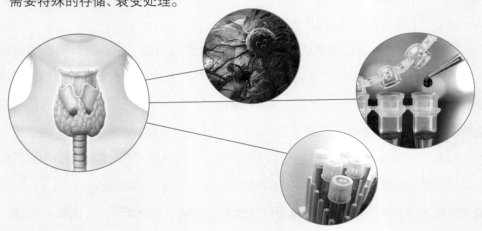

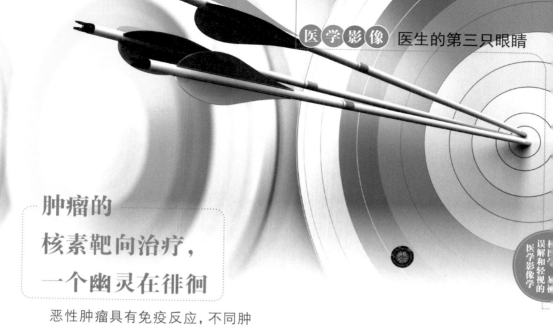

肿瘤的
核素靶向治疗，
一个幽灵在徘徊

恶性肿瘤具有免疫反应，不同肿瘤在血液中有相对特异的肿瘤标记物（抗原），这也是筛查肿瘤的重要线索。从理论上讲，把^{131}I等治疗性核素标记在不同肿瘤的特异性抗原上，就拥有了"攻击性核武器"，能利用免疫特异效应，把它带到瘤体内进行肿瘤"剿杀"，这便是设计肿瘤靶向"核弹头"的依据。医学家们动手研制这一肿瘤的"理想性"治疗方法已有20多个春秋，但所取得的成果依旧是"局部的"、"有限的"，至今没有一个十分有效"核武器"。肿瘤的靶向治疗就如同一个幽灵在出没，让医学家们既感到了她的存在，又看不清她的真实面目。肿瘤靶向治疗依然会给我们希望和梦幻。

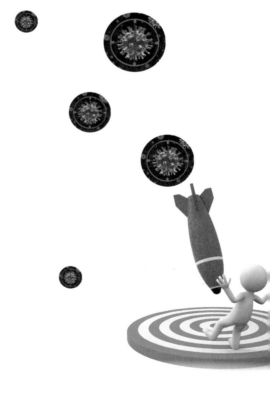

（本章编者：蒲朝煜 穆学涛）

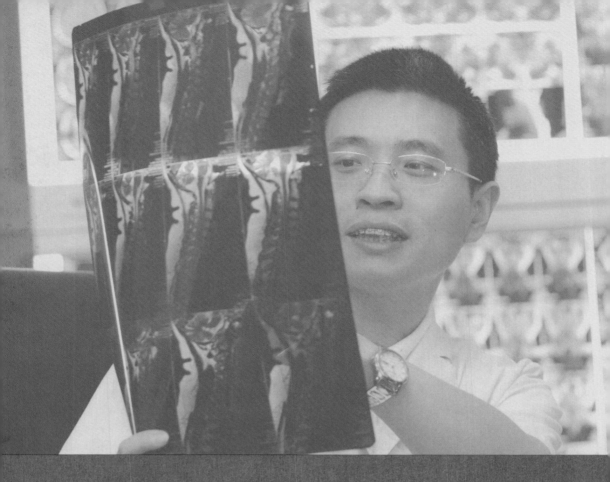

BUTONG ZHENGZHUANG DE YING XIANGXUE JIANCHA YOUXUAN

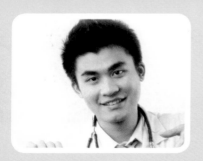
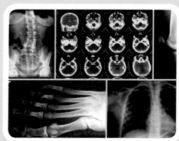
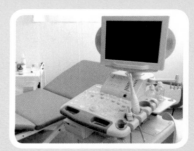

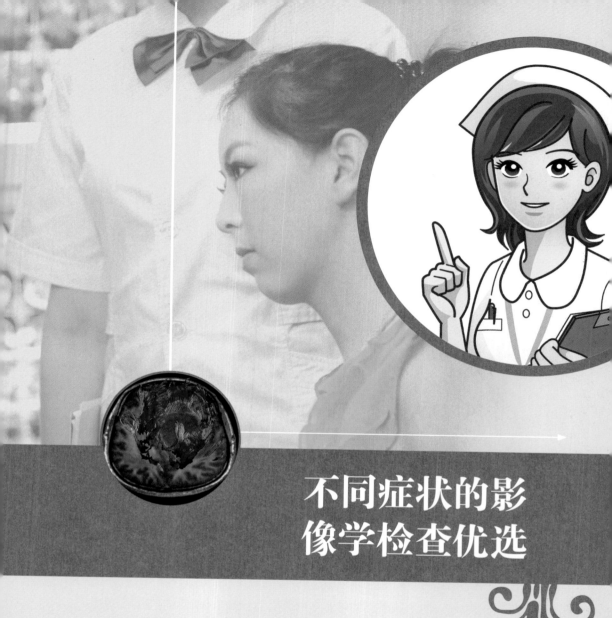

不同症状的影
像学检查优选

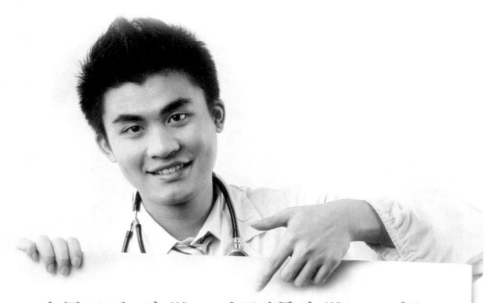

中风以后，先做CT好还是先做MRI好

　　老百姓所说的脑中风，医学上包括两种情况：一种是脑出血，一种是脑梗死。都需要医生紧急处理，如果治疗得好，可能不留后遗症或少留后遗症。但是脑出血和脑梗死治疗原则完全不同，如果诊断错误，后果十分严重。在CT和磁共振出现之前，都是靠医生的临床经验来鉴别是脑出血还是脑梗死，容易出现诊断错误。现在有了CT和磁共振后，这种情况就不会再出现了。脑出血当时做CT就可以发现，但磁共振对急性期出血不敏感，所以对于脑出血的患者送到医院后还是先做CT。脑梗死的患者CT在一天之内可以是正常的，但磁共振通过特殊的扫描方法（弥散加权成像）可以发现6个小时之内的新鲜梗死，还能区别新鲜的和陈旧的，对于脑梗死诊断如果有条件可以首先做MRI。早期发现梗死后可以进行介入溶栓治疗，把梗死的血管通开。患者的脑子就不会坏死了。

我经常头痛, 怀疑脑子里长肿瘤了, 需要做什么检查, 哪个更好

如果经常头痛, 应该先去找专科大夫检查一下, 看到底是血管神经性的头痛还是肿瘤引起的。如果怀疑是血管原因引起的, 可以作CT、MRI、磁共振血管成像、经颅多普勒超声等。CT相对于MRI便宜一些, 密度分辨率高, 扫描时间短, 速度快, 对运动不敏感, 可以看出来有无出血、梗死, 但观察颅内血管情况还需打药、增强, 有放射线危害。MRI不仅可以看看有无出血、梗死, 通过血管成像还可观察血管情况, 而且无需造影剂, 缺点就是价格较贵, 扫描时间稍长, 检查时噪音较大。经颅多普勒超声可以观察血管的血流情况, 但无法观察脑内有无出血、梗死等。

如果临床大夫怀疑脑内长肿瘤了, 应该首先做磁共振, 磁共振可以发现比较小的肿瘤, 对于确定肿瘤性质也比较好。如果有需要也可以进行CT检查, 因为CT检查对于长在骨头上的肿瘤效果较好, 如果肿瘤内有钙化CT也容易发现。超声对于诊断脑内肿瘤没什么意义。

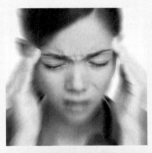

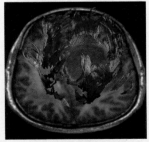

磁共振显示左侧脑内肿瘤

但是很多人头痛却MRI和CT检查完全正常, 因为MRI和CT只能诊断有无出血、梗死, 长没长肿瘤, 血管有无畸形、狭窄。但很多人头痛是功能性的, 而非器质性的, 比如紧张、劳累、睡眠不好等, 这个时候影像检查就无能为力了。

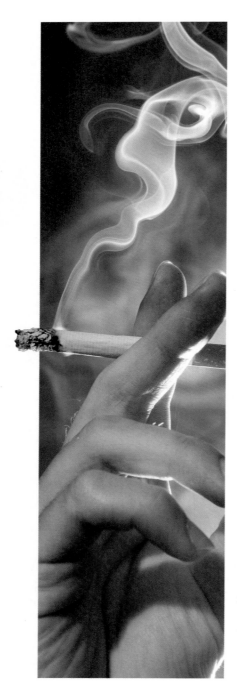

我吸烟20多年了，最近咳嗽比较严重，痰中还有少量血丝，做什么检查好呢

这种情况应该引起重视，因为有可能患上肺癌了，需要进一步检查。

有条件的直接做CT，因为CT较平片能更清楚地显示支气管壁的增厚、狭窄，有无肿块，以及肿块的大小、部位、范围都能很清楚地看到。对于平片不能显示的淋巴结增大、小的转移、心脏、膈肌重叠的部位都能很清楚地显示。椎体、肋骨有无破坏，一般平扫就可以诊断，特殊情况比如想了解血管有无侵犯、鉴别一下肿瘤的具体性质时，可能需要增强扫描。CT还可以诊断有无肺炎、肺结核、肺气肿等。

平片效果不如CT。但经济、快捷，也可以做一下筛查。对有无肿瘤、肺不张、阻塞性肺炎、胸水等情况也能大致了解。但对小的肺癌敏感性差，对淋巴结的显示率也较低。而且软组织之间的分辨率差。

MRI对于肺效果较差，不作为首选检查，但评价肿瘤有无侵犯纵隔，比如心脏等，优于CT检查，不用对比剂就可以显示血管结构及纵隔、肺门淋巴结。但扫描时间长，对小肿瘤效果差，不作为首选检查。超声对于肺癌诊断没有什么价值，除非抽胸水时定一下位置。

PET、PET-CT对于诊断肺部病变是否肿瘤、良性还是恶性有很大价值，并且全身扫描可以早期发现全身其他部位有没有转移。

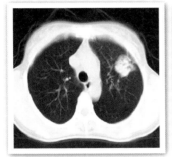

CT显示左肺肺癌，
可以发现较小的肿瘤

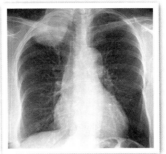

X线平片显示右肺癌

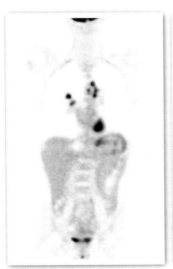

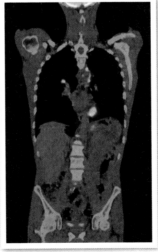

PET-CT显示右侧肺癌，并且清楚显示全身多处转移，左侧PET图像肿瘤及转移均为黑影，右侧PET-CT图像显示特别亮的部位为肿瘤及转移

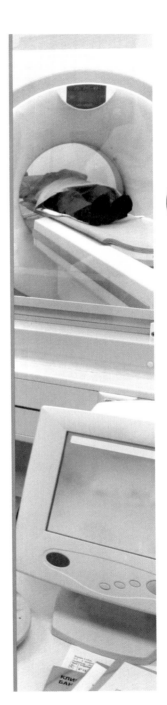

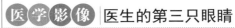

不同症状的影像学检查优选

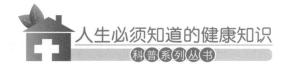

我肝炎十多年了，前两天检查甲胎蛋白增高，医生说怀疑肝癌，做什么检查更好呢

有肝炎病史，甲胎蛋白增高，高度怀疑肝癌，应首先进行CT或MRI检查。也可以行超声检查。

超声检查简单、方便，可以作为高发人群的筛查工具。普通超声结合多普勒超声对肝癌的诊断符合率可达95%以上。对肿瘤的定位准确，可以发现2厘米以内的病灶。也可以显示肿瘤的大小、数目、位置以及有无静脉血栓等。如果超声发现长肿瘤又不能确定性质时，可以进行超声引导下穿刺进行细胞学检查，准确度较高。彩超诊断肝癌比普通超声好，检出率也高于CT平扫，但比增强CT差。CT扫描快速、准确，即使老年人屏气不好图像也比较清楚。但如果不增强有可能漏掉小肝癌，增强扫描有助于提高小肝癌的发现。而动态增强则可以观察肝癌的血流情况，进一步提高检出率。通过CT动脉成像、静脉成像可以观察肝癌对血管的侵犯情况，优势更大。对于小肝癌的敏感性比超声高，是最常用的检查方法。

MRI对肝癌的显示比超声和CT更有优势，特别对小肝癌的诊断及鉴别诊断。通过不同参数、不同方位的对比，能更好地显示肝癌，尤其适合于那些原来就有肝硬化的患者发现有无新发肿瘤，通过血管成像也能显示血管有无侵犯及堵塞。但对于老年人不会憋气则效果较差。

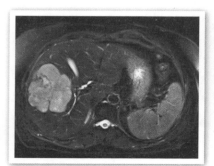

MR显示右半肝肝癌，
菜花状比较亮的部分为肿瘤

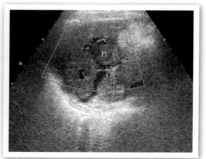

超声显示肝癌，
图像中间类圆形病变为肿瘤

我这两天大便带血,不知该做什么检查

大便带血可能是结肠息肉、结肠癌,首选做结肠镜检查。如不想做结肠镜可以进行气钡双重造影,痛苦较小,也能很好地显示较小的肿瘤。对肠腔狭窄也能明确诊断,但是不能显示肠管外的病变。

超声对早期结肠癌没有什么价值。CT和MRI对早期结肠癌诊断效果也不好,但可准确估计晚期结肠癌的肠壁侵犯情况,向肠腔外蔓延的程度,有无淋巴结转移及其他器官转移等,对治疗方案的制定有很大帮助。PET或PET-CT不仅可以发现肿瘤还能发现有无远处转移,可以协助肿瘤的分期。

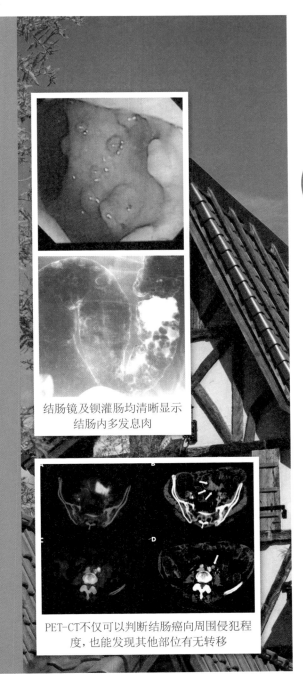

结肠镜及钡灌肠均清晰显示结肠内多发息肉

PET-CT不仅可以判断结肠癌向周围侵犯程度,也能发现其他部位有无转移

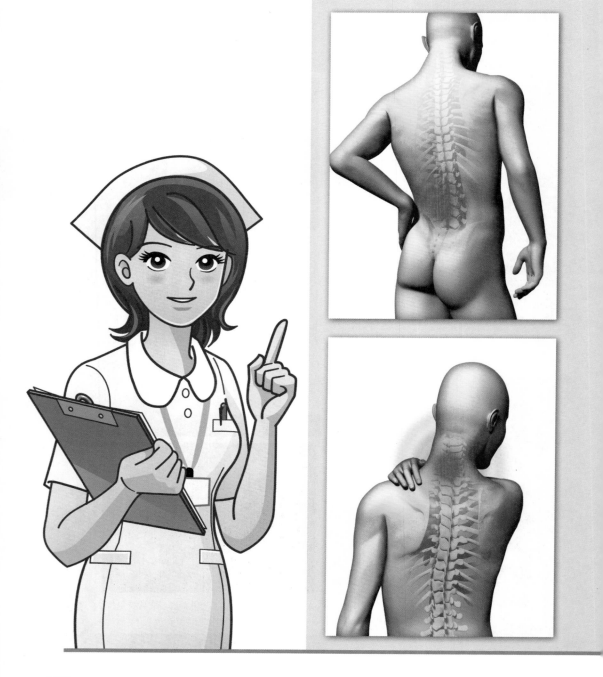

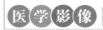

我经常脖子痛、腰痛，医生说
我骨质增生、椎间盘突出，做什么检查好呢

这种表现就是医生常说的颈椎病和腰椎体退行性改变、椎间盘突出。可以拍一个平片、做CT或MRI。

对于骨质增生来说，平片是首选，因为简单、方便。可以观察脊柱的全貌，包括脊柱顺列的生理曲度、有没有侧弯、椎间隙及各椎体增生的情况。缺点是不能直接显示椎间盘本身，也无法观察椎间盘突出的情况，只能根据骨质改变来推断有无椎间盘突出的可能，也无法观察周围韧带、神经的情况。

CT也能很清楚地观察骨质增生，而且比平片更好，可以看到小骨节的骨质增生，也能观察到有无椎间盘突出，可以直接观察椎间盘突出的形态、大小、突出程度、方向等，也能观察到脊髓有无受压，但在诊断椎间盘的病变不如MRI直观、准确。

MRI诊断椎间盘突出效果最好，不仅可以显示椎间盘突出，还能观察神经有无受压，排除椎管内有没有长肿瘤，是首选的诊断椎间盘突出的影像检查方法，MRI对骨质增生诊断效果也很好，可以显示骨质增生、椎体内有无破坏、有无其他肿瘤等，但对小关节增生效果较差。而且检查费用昂贵。

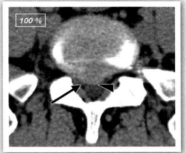

腰椎间盘CT图像，箭头显示腰5-骶1椎间盘突出

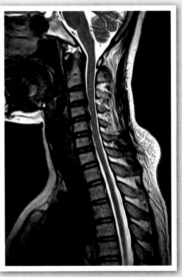

磁共振T2加权像显示颈3-6椎间盘向后突出，压迫颈髓

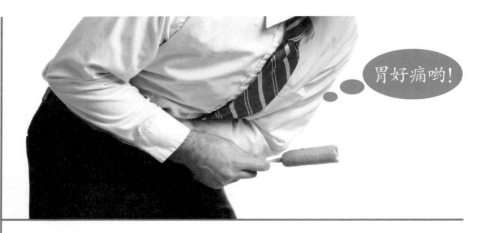

胃好痛哟!

我经常吃东西后胃痛，没有食欲。听说胃镜比较痛苦，有没有什么痛苦小的检查方法

对于消化道检查，内窥镜包括胃镜、肠镜诊断效果是最好的。因为内窥镜不仅可以观察到病变本身，还能取一块组织来进行病理检查，当然诊断准确率高。如果实在不想做胃镜，可以做钡餐造影。虽然没有胃镜准确率高，但对胃癌、胃溃疡、胃炎等也能很好地显示。但胃镜和钡餐造影虽然可以清楚显示肿瘤，但不能显示肿瘤向外的生长情况，也不能观察肝脏、腹腔内淋巴结有无转移，不利于肿瘤分期及下一步制定手术方案。所以有时还需进行腹腔的超声、CT和MRI检查。

超声对于比较大的胃癌也能看到，但对于较小的胃癌则无能为力。但可以观察肝脏有无转移灶。

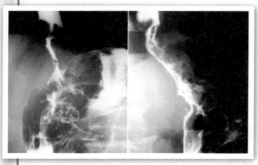

上消化道造影显示胃癌

CT和MRI对早期胃癌诊断价值有限，但这肿瘤的分期及观察有无复发等方面有较大实用价值，可以明确胃周围有无转移的肿大淋巴结。

　　DSA检查不能作为胃癌、胃溃疡的常规检查方法，但可以进行对胃癌进行介入治疗。

小王踢球时扭伤了膝盖，拍了片子没事。2周后还疼，不能上下楼，该怎么办

　　小王踢球时扭伤了膝盖，拍了X线片子没事，说明骨头没有骨折。但是如果肌肉、韧带拉伤或半月板撕裂，X线片子就不能发现了。如果比较轻微的肌肉、韧带拉伤，2周时间应该能恢复。而小王没有恢复，说明他可能还有别的问题，比如比较严重的韧带损伤或半月板撕裂。磁共振能非常清楚地显示，还能指导临床如何治疗。如果比较严重的韧带损伤和半月板撕裂，可能需要手术治疗，如果治疗晚了还可能引起严重的后遗症。所以还是要早做磁共振，发现问题早期处理。

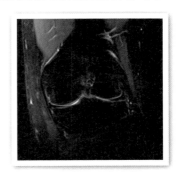

膝关节半月板损伤

（本章编者：穆学涛　叶道斌　樊毫军）

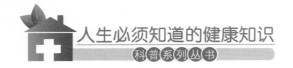

参考文献

[1] 裴著果. 影像核医学[M]. 北京: 人民卫生出版社, 1999, 第二版.

[2] 马寄晓, 刘秀杰. 实用临床核医学[M]. 北京: 原子能出版社, 2002, 第二版.

[3] 田嘉禾. PET/CT诊断学[M]. 北京: 化学工业出版社, 2007.